HANKA RACKWITZ
mit Petra Cnyrim

Ich tick nicht richtig

HANKA RACKWITZ
mit Petra Cnyrim

Ich tick nicht richtig

Mein Leben mit Zwängen, Ängsten und Macken

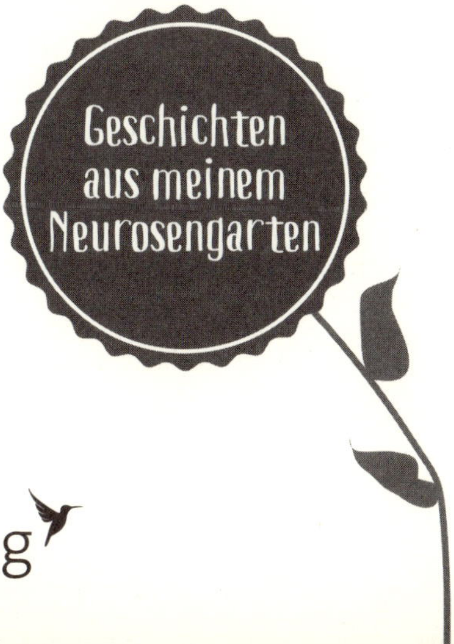

mvgverlag

Bibliografische Information der Deutschen Nationalbibliothek
Die Deutsche Nationalbibliothek verzeichnet diese Publikation in der Deutschen Nationalbibliografie.
Detaillierte bibliografische Daten sind im Internet über http://dnb.d-nb.de abrufbar.

Für Fragen und Anregungen:
info@mvg-verlag.de

Originalausgabe
2. Auflage 2016

Nymphenburger Straße 86
D-80636 München
Tel.: 089 651285-0
Fax: 089 652096

Redaktion: Antje Steinhäuser
Umschlaggestaltung: Kristin Hoffmann
Umschlagabbildung: Kathy Hennig/Golden Eyes Fotografie, Sky2015/Shutterstock.com
Satz: inpunkt[w]o, Haiger
Druck: GGP Media GmbH, Pößneck
Printed in Germany

ISBN Print 978-3-86882-659-3
ISBN E-Book (PDF) 978-3-86415-917-6
ISBN E-Book (EPUB, Mobi) 978-3-86415-916-9

Inhalt

Mein Leben

Hintergründe

Während ich schlief …

Ich beobachte ihn schon eine ganze Weile. Wie lange, kann ich nicht sagen. Es können Tage oder Stunden sein. Wie er daliegt, wie Schneewittchen, ruhig und sanft gebettet. Er sieht sehr hübsch aus mit seinem dichten dunklen Haar, der blassen Haut und seinem hellblau gestreiften Schlafanzug. Es ist schön, dass er da ist, auch wenn er nur daliegt und sich nicht bewegt.

Die Couch, auf der ich meinen Beobachtungsposten bezogen habe, ist die Couch in unserem Wohnzimmer. Ich liege nicht allein darauf, sondern mit einem Freund oder einer meiner Schwestern. Hier und jetzt sind es nämlich zwei Schwestern … Mutti ist irgendwo in der Wohnung, wahrscheinlich in der Küche. Ich habe die Hoffnung noch nicht aufgegeben. Es muss doch noch möglich sein!

Plötzlich zucken seine Hände und mein Herz scheint für einen Moment auszusetzen. Seine Arme bewegen sich und er redet mit geschlossenen Augen. Wach auf! Wach doch endlich auf! Ich habe entsetzliche Panik, dass er nur kurz träumt und mir dann endgültig entgleitet, in eine Welt, in der ich ihn nie mehr finden werde.

Ich schreie laut: »VATI! VATI!«

Dann ist es wieder ruhig und der Moment ist vorüber. Ich starre ihn an und auf einmal beginnt er, seinen Kopf in meine Richtung zu drehen, und öffnet seine Augen. Seine dunklen Augen treffen meine und wir schauen uns an.

Dieser Moment ist so wunderschön, dass Vergangenheit und Gegenwart scheinbar miteinander verschmelzen und alles einfach nur noch *gut* ist.

Er setzt sich auf und ich rufe glücklich und aufgeregt meine Familie hinzu. Ich stelle ihm alle vor, wie hübsch und groß meine Schwestern geworden sind. Mutti kommt auch dazu und alles ist gut. Vati staunt über uns und ich schaue ihn mir genau an. Fühle, wie er sich anfühlt, höre, wie seine Stimme und sein Lachen klingen, und will seinen Arm nie wieder loslassen. Die Welt ist in Ordnung.

Draußen ist es schon dunkel, es ist kalt an diesem Tag und der Wind treibt kleine Schneegriesel in eisigen Böen durch die Luft. Trotzdem hüpfe ich im langen, dünnen Nachthemd auf die feuchte Terrasse und drehe mich glücklich im Kreis. Alle schimpfen mit mir, was mir wieder einfalle, unbedacht und irgendwie verrückt wie immer. Nur Vati nicht. Er beobachtet mit einem stillen Lächeln und stolz sein kleines Mädchen, das zwar tatsächlich irgendwie anders ist, aber genauso möchte er es haben, und genau so hat er es sehr, sehr lieb.

Ich fühle mich unendlich geliebt und geborgen und werde nie mehr allein sein.

Etwas

Auf einmal stupst mir eine kalte Nase ins Gesicht und ich höre das beruhigende Schnurren der beiden sanften Biomotoren direkt neben meinem Ohr. Meine Kätzchen Pitti und Jacky. Wie jeden Morgen beginnt Jacky, an meinem linken Ohrläppchen zu nuckeln.

Das ist sehr niedlich und zaubert mir das erste Lächeln des Tages ins Gesicht. Sie ist als Minikatze zu mir gekommen, und da ich sie mit der Flasche großgezogen habe, hat sie mit ihren anderthalb Jahren noch immer diesen Saugreflex. Ich finde, sie hat mit dem Ohrläppchen eine kluge Wahl getroffen.

Wenn ich vor dem Spiegel stehe, bilde ich mir ein, mein linkes Ohrläppchen sei auch schon etwas länger. Irgendwann werde ich aussehen wie eine Buschfrau.

Langsam, ganz langsam dringt der neue Tag in mein Bewusstsein. Mein erster Blick gilt wie immer der Uhr über mir. Mist, wieder einmal viel zu lange geschlafen. Dabei ist das gar nicht gut für mich.

Aber ich bin gern im Bett, denn hier bin ich sicher. Hier fühle ich mich beschützt und unbeschwert. Meine Gedanken können fliegen und ich kann überall hin und alles erreichen. Ich denke mir Dinge aus, die ich unbedingt machen möchte und auf die ich mich freue. Hier bin ich wirklich ich – hier bin ich Hanka.

Pitti nörgelt und schimpft laut, denn er hat Hunger und will endlich raus. Ich muss zudem dringend auf die Toilette und trotzdem zögere ich, aus meinem Bett zu steigen. Denn da steht bereits *etwas* und wartet geduldig und schweigend.

Seit etwa zwanzig Jahren steht es mit aufdringlicher Zuverlässigkeit jeden Morgen vor meinem Bett. Und so steige ich denn gehorsam, wie ein williger Sklave, in die Zwangsjacke, die mir scheinbar auf den Leib geschneidert wurde. Wer dieses äußerst überflüssige Kleidungsstück in Auftrag gab und wann es geliefert wurde – ich kann es nicht mit Gewissheit sagen. Mit Gewissheit kann ich nur sagen, dass es wohl leider so schnell nicht aus der Mode kommt, denn ich kenne einige, denen es ähnlich geht. All jene, die scheinbar etwas fremdbestimmt von unsichtbaren Stimmen aus dem eigenen Unterbewusstsein gezwungen werden, lästige, zeitraubende Dinge immer wieder zu tun, oder die vor unnützen Dingen und Gedanken übertriebene Angst haben.

Auch ich steige jeden Morgen wie Mad Max in die Arena und beginne hundert Kämpfe, von denen ich jetzt schon weiß, dass ich bestimmt fünfundsiebzig davon verlieren werde. Es sind unsichtbare Kämpfe, die keiner sieht und keiner versteht. Denn sie finden in meinem Puppenköpfchen statt, das mir einfach nicht mehr so recht gehorchen will.

Darf ich mich vorstellen:

MEIN NAME IST HANKA RACKWITZ. ICH LEIDE UNTER WASCHZWANG, KONTROLLZWANG UND LEICHTER HYPOCHONDRIE. Parallel dazu hat man eine BORDERLINE-STÖRUNG bei mir diagnostiziert.

Eine flog übers Kuckucksnest

Damit zu leben kostet viel Kraft, und das Schlimme daran ist, dass man denkt, man ist ganz allein damit. Man ist extrem verunsichert. Und zunächst versteht man gar nicht, was mit einem los ist.

Deine sonderbaren Verhaltensweisen erschrecken dich, du versuchst, sie zu unterdrücken und zu verbergen, damit keiner etwas merkt. Sie haben sich dermaßen geschickt von der Seite angeschlichen, dass du es oft erst merkst, wenn es bereits zu spät ist.

Auf die Dauer kostet die einsame Auseinandersetzung mit den unsichtbaren Dämonen allerdings so viel Energie, und auch die Paniksituationen lassen sich näherstehenden Personen gegenüber nicht länger verbergen, dass es doch ans Tageslicht kommt. Ab dann wird es oft nicht leichter, im Gegenteil.

Denn dein Umfeld reagiert leider größtenteils mit Unverständnis. Du kriegst Sätze zu hören wie:

Hör doch einfach auf damit!

Ist doch sicher nur eine Frage des Willens!

Das bildest du dir alles nur ein!

Du willst doch nur im Mittelpunkt stehen!

Ich bitte euch! Wer will denn damit im Mittelpunkt stehen, dass er zum Beispiel Angst vor seinen Schuhen hat? Aber mit Ängsten und Zwängen trifft man meistens auf Engstirnigkeit, dein Leiden wird bagatellisiert oder es liefert Anlass zur Belustigung.

Dabei handelt es sich im gleichen Maße auch um ein körperliches Leiden, das in einer Kombination von beschädigter Seele und kranker Psyche des Betroffenen auftritt. Unser Hirnstoffwechsel ist im Ungleichgewicht und läuft in schiefen und falschen Bahnen. Das Gehirn ist erkrankt, genau wie es bei jedem anderen Teil unseres Körpers passieren kann. Warum nur, frage ich mich manchmal, ist das bei diesem Organ so schwierig zu begreifen?

Aber es läuft nun mal so: Hast du zwei Krücken unterm Arm und einen Humpelfuß, wird dir jeder die Tür aufhalten und sich äußerst rücksichtsvoll dir gegenüber verhalten. Bitte aber mal jemanden, dir die Tür zu öffnen, weil du Angst vor der Klinke hast! Das zieht oft soziale Ausgrenzung nach sich, und das ist das Letzte, was wir brauchen, da dadurch die Verhaltensunsicherheit und die soziale Scheu des Betroffenen steigen.

Fast genauso schwierig ist es, wenn Freunde oder Angehörige versuchen, dir die Zwänge durch Logik und Wissen auszureden oder zu erklären. Es ist zwar gut, dass du ernst genommen wirst und dein Gegenüber dir wirklich helfen will. Aber genau das macht die Sache auch umso komplizierter. Denn wir Betroffenen wissen ja, dass keine reale Gefahr besteht. Das muss man uns nicht erklären. Ich weiß, dass ein Stift, der auf den Boden gefallen ist, keine echte Gefahr darstellt für denjenigen, der ihn aufhebt.

Ich weiß das, ich war nicht schlecht in der Schule und habe einen zufriedenstellenden IQ, und trotzdem sind übertriebene Angst und unangebrachte Panik stets schneller als mein Verstand.

Oft verlieren diese netten Menschen dann aber die Geduld und schreiben einen ein klein bisschen ab. Und das ist schwer zu ertragen, denn dann hat man zusätzlich das Gefühl, die anderen zu enttäuschen.

Aber genau das ist der Punkt, der es für normale Menschen so schwer nachvollziehbar macht: Wenn es sich erklären ließe, ließe es sich verstehen. Aber es hat eben nichts mit Vernunft und rationalem Erfassen zu tun, sondern ist ein komplexer, scheinbar undurchdringlicher Teufelskreis der Komponenten Körper und Seele.

Botenstoffe im Hirn, sogenannte Neurotransmitter wie Adrenalin oder Serotonin, werden in zu großen oder zu geringen Mengen an falschen Stellen und zum falschen Zeitpunkt ausgeschüttet. Das führt zu unangepasstem, oft übersteuertem

Verhalten des Betroffenen. Situationen, die völlig normal sind, werden als überdurchschnittlich gefährlich eingeschätzt und zwingen zum Handeln. Ein Handeln, welches, da es mit realen Verhaltensmustern keine Verbindung hat, oft sinnlos ist und in ritualisierten Zwangshandlungen endet.

Somit beginnt sich ein Hamsterlaufrad für den psychisch Kranken zu drehen, der in den Zwangshandlungen die ersehnte Sicherheit und Beruhigung sucht. Ein Teufelskreis aus Angst und Zwängen und dem Stück Leben dazwischen.

Mein Psychotherapeut hat einmal in einer Sitzung versucht, meinem Exfreund, der auch stets voller Unverständnis war, die Problematik zu umschreiben. Denn mein Freund war der festen Überzeugung, ich hätte einfach nur einen extrem schwachen Willen und würde mir alles lediglich einbilden, zum Teil auch, um mich wichtig zu machen. Nun ja, sagen wir es mal so – heute sind wir nicht mehr zusammen.

Harald (mein Therapeut) bat ihn also, sich einfach vorzustellen, ich hätte ein gebrochenes Bein und somit eine sichtbare Behinderung. Ich ziehe das Bild heran, da es einfach gut passt. Du würdest doch in diesem Fall auch nicht sagen, steh einfach auf und lauf los. Nur weil ein Leiden nicht sichtbar ist, ist es doch trotzdem real.

Aber da sich Zwänge unsichtbar im Kopf abspielen und meistens mit normalem Verstand nicht nachvollziehbar sind, stößt man leider ab und an auf Ablehnung. Mein damaliger Freund konnte oder wollte es nicht verstehen und so zerbrach die Beziehung daran. Es war ihm einfach zu viel, was ich in seinem Fall verstehe. Genauso sicher bin ich mir aber auch, dass es Menschen gibt, die einen genug mögen, um es aushalten zu wollen, und die einem auch über die eigene Komfortzone hinaus helfen wollen.

Einige ganz Schlaue versuchen auch, einen zu enttarnen, indem sie scheinbare Ungereimtheiten aufdecken. So schrieb mich nach einem Beitrag jemand an, das könne ja alles so nicht stimmen, da ich im Beitrag ohne Hemmung meinen Kater auf den Arm genommen hätte. Doch auch mit Logik kommt man hier eben nicht sehr weit.

Warum zum Beispiel habe ich Angst vor meinen Schuhen und vor dem Boden, lasse aber meine Kätzchen, die draußen herumstromern, mit im Bett schlafen? Ich weiß es nicht, bin aber echt froh, dass mein Kopf mir ab und zu eine Lücke für Liebe und Zärtlichkeit lässt. Es hat nichts mit Intellekt, nichts mit Logik zu tun, und es hängt in gar keinem Fall vom Willen ab. Man kann es nicht »weg-wollen«, und genau dieses Unvermögen lässt einen manchmal verzweifeln.

Da ich, von außen betrachtet, nicht das Bild einer leidenden Person abgebe, sondern eher das Gegenteil verkörpere, unterstellen mir sogar einige, ich wolle mich damit nur irgendwie zu etwas Besonderem machen, mich mal wieder in den Vordergrund drängen. Oder ich sei in Wahrheit ein Loser, der diese toughe, fröhliche Art nur spielt.

Das ist natürlich Unsinn, tut aber vor allem bei Menschen aus dem nahen menschlichen Umfeld oft weh und lässt die Last noch schwerer werden. Man fühlt sich in solchen Fällen sehr allein. Dabei stellen die einfachsten Dinge im Leben für mich eine kräftezehrende Herausforderung dar, die ich niemandem wünsche. Wenn andere ihren Tag erst richtig beginnen, ist meine Energie schon deutlich erschöpft.

In diesem Buch lasse ich für beide Parteien, für die Betroffenen, die Kraft, Mut und Hilfe brauchen, aber auch für die, die dieses

Leiden nicht nachvollziehen können, einen ganz privaten Einblick in mein Leben mit Zwängen, Ängsten und Depressionen zu.

Denn es kann auch jemandem in deinem privaten Umfeld oder auch dir selbst passieren. Schaut euch eure Menschen mal ganz genau an.

In Deutschland sind aktuell fast zwei Millionen Zwangserkrankte gelistet. Und dabei handelt es sich nur um die Menschen, die den Mut aufbringen – oder die so verzweifelt sind, dass sie den einzigen Ausweg darin sehen, damit ans Licht zu treten.

Anfangs geschieht es fast unbemerkt, dass sich diese Verhaltensauffälligkeiten ins Leben schleichen. Ich denke, fast jeder von uns kennt ähnliche Situationen aus dem eigenen Erleben. Man verlässt die Wohnung etwas in Eile, hechtet mit Düsenantrieb zum Bahnhof, um den Zug noch zu erreichen, und auf einmal ist er da, der erschreckende Gedanke, der einem das Herz zum Stocken bringt: Hast du eigentlich den Herd ausgeschaltet? Oder die kleine Panikattacke, die man erlebt, wenn man vor Kurzem sein Portemonnaie verloren hat und sich nun in Erinnerung an diese Angst immer wieder hektisch auf die Jackentasche fasst, um beruhigt festzustellen, dass es noch da ist. Doch diese kleinen Ängste und Paniksituationen verlieren sich normalerweise im Alltagsgeschehen wieder.

Nicht bei uns. Bei uns sind sie geblieben.

Aus Marotten, wie zum Beispiel bei Christoph, der nicht einschlafen kann, wenn seine Hausschuhe nicht im 45-Grad-Winkel vor seinem Bett stehen, oder bei Lukas, der ein schief hängendes Bild in seiner Nähe einfach nicht ertragen kann, können Zwänge werden.

Da ist etwa Conny, die jeden Morgen die Latten am Gartenzaun ihres Nachbarn zählen muss, danach die Straßenlaternen und Briefkästen, bis sie wieder einmal zu spät zur Arbeit kommt, oder Wanda, die auf keine Pflasterstriche auf dem Bürgersteig tritt, um Unheil abzuwehren ... es gibt so viele Beispiele. Was passiert, wenn aus liebenswerten Marotten das Leben quälend beeinträchtigende Zwänge, Phobien oder Neurosen werden?

Ich glaube, auch ein Außenstehender kann erahnen, wie sich verrückte Sachen in unser Leben schleichen können. Denn wer kennt das nicht, dass man mit sich selber wettet, wenn das nächste Gummibärchen rot ist, solltest du am Wochenende Lotto spielen, denn dann knackst du bestimmt den Jackpot und hast erst mal ausgesorgt. Aber warum kann der eine über solche Dinge lächeln und beim anderen werden sie manische Realität?

Die Gründe hierfür sind, wie gesagt, vielfältig und sitzen häufig sehr tief im Leben der Betroffenen versteckt. Da diese Ursachen sich in unserem Unterbewusstsein verbuddelt haben und in Einzelfällen auch unbewusst ausgelöst wurden, sind die daraus resultierenden Ängste, Zwänge, Phobien und Depressionen schwierig zu therapieren.

Ich habe zum Beispiel einen jungen Mann kennengelernt, der eine erfolgreiche Karriere als Fußballprofi in Aussicht hatte. Er wurde sehr gelobt und bekam eine Topposition im Team. Zeitgleich stand der Erfolgsdruck wie eine Betonmauer vor ihm. Mit Entsetzen bemerkte er immer wieder, dass er nicht mit der Mannschaft im Bus zum Austragungsort der Spiele fahren konnte, da er immer sofort nach der Abfahrt einen unhaltbaren Harndrang verspürte.

Die Angst, sich durch zügelloses Gepinkele zu blamieren, machte es für ihn unmöglich, mit zu den Spielen zu fahren.

So ging es ihm ab diesem Tag in jedem Transportmittel. Und er musste jedes Mal wirklich – keine Einbildung. Was war passiert? Durch psychotherapeutische Behandlung stellte sich Folgendes heraus: Als er an einem länger zurückliegenden Tag mit dem Bus zu einem wichtigen Spiel gefahren war, nahm er am Rande wahr, wie ein kleines Mädchen seine Mutter im Bus bedrängte: »Mami, ich muss dringend auf Toilette! Wann sind wir da? Ich schaffe es nicht mehr!«

In dem Moment hat sich seine Angst vor dem Versagen beim Fußballspiel in seinem Unterbewusstsein mit dem Gespräch zwischen Mutter und Tochter im Bus verbunden. Nachdem der Psychotherapeut diesen Zusammenhang mithilfe einer Gesprächstherapie herausgefunden hatte, war der junge Mann geheilt und spielt noch heute erfolgreich und ohne nasse Hose.

Aber wieso arbeiten Körper und Hirn bei etlichen Menschen scheinbar gegen sich selbst? Was kann man in solchen Fällen tun? Wer kann wie helfen? An wen kann man sich wenden? Wie kann man damit leben? Wie kann man die Auslöser ausmachen? Was macht wirklich Sinn?

Ich werde in diesem Buch einige dieser Fragen so gut wie möglich beantworten. Vielleicht können wir uns ja gegenseitig helfen, unsere Dämonen zu bekämpfen und in den Griff zu kriegen. Ich hoffe wirklich sehr, dass dieses Buch euch Mut macht, die Initiative zu ergreifen und den Kampf um ein besseres Leben wieder aufzunehmen.

Das sind wir uns und dem Leben schuldig.

Ich werde euch dabei Hilfestellung geben und Möglichkeiten beschreiben, mit den lästigen Zwängen umzugehen.

Wege, die ich selber schon erfolgreich gegangen bin, werde ich für euch beschreiben, um zu helfen, wo ich nur kann. Vielleicht werden wir diese doofen Zwänge nur sehr schwer oder manchmal auch nicht ganz los, aber wir können definitiv lernen, viel, viel besser damit zu leben.

Das verspreche ich euch.

Was macht den Zwang so zwingend?

Zu Beginn erst einmal etwas notwendige wissenschaftliche Detektivarbeit. Was macht den Zwang zum Zwang, wie entsteht er, und wie beeinflusst er unser Denken und Handeln? Welche Rolle spielt er im Leben?

Im Gegensatz zu den meisten anderen Einflüssen auf das Verhalten unseres Körpers ist der Begriff »Zwang« fast ausschließlich mit etwas Unangenehmem belegt.

So hat zum Beispiel die Angst eine wichtige Funktion, um uns in real gefährlichen Situationen zu beeinflussen, damit wir Schutz suchen, die Flucht ergreifen oder uns wehren. Das ist für das Überleben von immenser Wichtigkeit. Zwänge hingegen drängen den Menschen zum Handeln gegen den eigenen Willen und gegen die eigene Überzeugung. Man agiert in diesem Moment nach dem Willen von etwas anderem.

Für Menschen mit einer Zwangsstörung ist dieses andere eine innere Fernsteuerung, die ihn dahingehend manipuliert, unsinnige Dinge zu fühlen und zu tun. Er kann sich schwer oder scheinbar gar nicht dagegen wehren. Der Betroffene wird von ungewollten Gedanken, fixen Ideen und zwingenden Impulsen heimgesucht, die zum Beispiel Angst, Panik, Wut, Aggression, Ekel oder Hass auslösen.

Diese nicht vermeidbaren, äußerst unschönen Gedanken können hierbei aus den vielfältigsten Lebensbereichen entspringen. Fast jede Situation und Erlebnisebene unseres täglichen Lebens kann hierbei zum Zwangsschauplatz werden.

Mit am häufigsten sind Befürchtungen, dass man die Kontrolle über sich oder sein Umfeld verliert, durch das eigene Verschulden kontaminiert wird oder aber (durch die völlige Überbewertung der eigenen Gedanken) sich selbst und anderen Schaden zufügt.

Typisch für den Gedankenverlauf, welcher der Zwangshandlung vorausgeht, ist das absolute Katastrophisieren der Befürchtungen, wie zum Beispiel, dass man den Tod findet, wenn man das Kissen anfasst. Die Tatsache, dass der Betroffene hierbei stets vom Schlimmsten ausgeht, macht die Zwangshandlung dringend notwendig. Man stellt sich immerfort vor die Entscheidung: Was ist jetzt besser, noch mal fix die Hände waschen oder dahinscheiden? Die Antwort ist leicht gegeben. Tut man nichts, führt dieses zu unkontrollierbarer Panik.

Das Gehirn bleibt in diesem Panikmoment, der einen handlungsunfähig macht, quasi stecken und lässt ihn nicht mehr vergehen. Der Betroffene ist scheinbar nicht dazu in der Lage, sich abzulenken und andere Lösungswege zu finden als das Ausführen der ritualisierten Zwangshandlung. In meinem Fall habe ich diesen Zustand oft mit dem lauten Summen eines monotonen Lautes unterlegt, der zeitgleich Ausdruck für die Nulllinie in meinem Kopf war. Man ist unfähig, an etwas anderes zu denken. Diese Situation ist für den Betroffenen extrem unangenehm und stressig, und somit entsteht das nachvollziehbare, dringende Bedürfnis, diese zu beenden, die Panik zu verringern und in den angenehmen, ruhigen Normalzustand zurückzukehren.

Warum ich mir achtzigmal am Tag die Hände wasche

An dieser Stelle beginnt die Zwangshandlung. Sie ist der sprichwörtliche Rettungsring, nach dem der Betroffene wie ein Ertrinkender greift. Der Mensch, welcher unter Zwangsstörungen leidet, reagiert scheinbar fremdgesteuert wie ein Roboter und versucht verzweifelt, durch gegensteuernde, ritualisierte Handlungsabläufe, wie zum Beispiel wiederholtes, heftiges Händewaschen oder zigmaliges Nachschauen oder andersartige Wiederholungen, die scheinbare Gefahr zu neutralisieren und sich selbst dadurch wieder zu beruhigen. Die Zwangsgedanken stehen hierbei fast immer in Verbindung mit Zwangshandlungen und gehen diesen voraus. Die erhoffte Ruhe stellt sich nach kräftezehrenden Zwangshandlungsabläufen tatsächlich irgendwann wieder ein, jedoch beherrscht dieser Teufelskreis nun bereits das Leben und unterwirft es seinen Regeln. Es kann beim nächsten Mal länger dauern, bevor sich die ersehnte Ruhe wieder einstellt. So sind einige Patienten bis zu zwölf und mehr Stunden am Tag ausschließlich mit Zwangshandlungen beschäftigt. Diese werden so existenziell wichtig, da sie den betroffenen Menschen suggerieren, dass etwas Schreckliches passieren wird, wenn man nicht unverzüglich die entsprechenden Zwangshandlungen in ritualisierter Abfolge ausführt. Kurioserweise ist es hierbei dem Betroffenen fast immer absolut bewusst, dass diese Zwangshandlungen sinnfrei und überflüssig sind, da keine reale Gefahr besteht. Doch er kann sich nicht unterbrechen oder aufhalten. Er handelt wider besseres Wissen. Bei absolut normalem Verstand nimmt er sein verrücktes Handeln wahr. Doch dieses fremdbestimmte Handeln und Fühlen überstimmt stets den Verstand. Das ist zusätzlich erniedrigend und deprimierend.

Beim Rütteln an der vorher selbst abgeschlossenen Wohnungstür hat der Betroffene sich bereits beim Verschließen extrem auf die mehrfachen Schließgeräusche des Schlosses konzentriert. Er hat genau gehört, dass das Schloss zuschnappte, und das danach folgende Gegendrücken beweist ihm, dass die Wohnungstür definitiv zu ist. Trotzdem kann er nicht gehen. Seine Füße sind wie festgeschweißt. Er erstarrt in Panik, da diese Botschaft offenbar nicht in seinem Gehirn angekommen ist.

Dazu kommt die Angst vor der Angst, das heißt, er befürchtet, auf der Arbeitsstelle oder wohin ihn sein Weg nach Verlassen der Wohnung auch führt, Panik zu bekommen, weil er nicht sicher ist, ob er tatsächlich abgeschlossen hat oder nicht. Die ersehnte absolute Gewissheit darüber will sich erst nach etlichen wiederholten Kontrollzwangshandlungen einstellen. Erst dann kann man erschöpft und oft auch beschämt gehen. Zu spät zu kommen ist im Übrigen typisch für Betroffene.

In Deutschland leiden, wie bereits gesagt, ungefähr zwei Millionen Menschen (gelistet/ungelistet) im Laufe ihres Lebens an Zwangsstörungen der verschiedensten Art. Männer weisen hierbei eine deutliche Tendenz zu Sozialphobien und Kontroll- und Ordnungszwänge auf, wobei Waschzwänge, Angstneurosen und Depressionen häufiger beim weiblichen Geschlecht diagnostiziert werden.

Was passiert in meinem Kopf?

Einfach ausgedrückt, lässt sich feststellen, dass bei Menschen mit Zwangsstörungen der Hirnstoffwechsel im Ungleichgewicht ist und dass dadurch Teilbereiche des Gehirns in falschen Bahnen funktionieren. Hierbei sind bestimmte Regionen des Gehirns im Übermaß aktiv. Das wiederum ist die Ursache dafür, dass die für das Steuern unseres Handelns und Entscheidens mitverantwortlichen Bereiche des Nervensystems in unsinnigen Mengen mit wichtigen Botenstoffen, wie zum Beispiel mit dem bereits genannten Serotonin, versorgt werden.

Es lässt sich nicht festlegen, ob die Störung auf einer Über- oder Unterversorgung beruht. Bei manchen Patienten wird zu viel, bei anderen zu wenig ausgebildet und ausgeschüttet. Durch diese Ungereimtheiten in der Versorgungskette kommen wichtige Bereiche unserer Informationsverarbeitung komplett durcheinander und verarbeiten neu ankommende Informationen und Eindrücke in falschen Zusammenhängen. So kann ein Gehirnbereich zum Beispiel nicht registrieren, dass eine Gefahrensituation vorüber ist, sondern donnert in einem fort »Alarmstufe Rot«-Botenstoffe an die Front.

Okay, das ist, denke ich, zu verstehen. Aber was ist die wichtige Botschaft dieser wissenschaftlich beschriebenen Vorgänge in unserem Körper?

Der springende Punkt ist, dass damit bewiesen ist, dass wir nichts dafür können, wie unsinnig wir uns verhalten. Es liegt nicht an unserem schwachen Willen, sondern daran, dass ein Organ in unserem Körper nicht richtig funktioniert. Mir hat dieser Gedanke sehr geholfen, denn er hat mir die Last der Verantwortung für mein Leiden von den Schultern genommen.

Von Brücken und Begegnungen

Es ist immer wieder verdammt schwierig, eine Brücke zwischen »normalen« und »unnormalen« Menschen zu schlagen, um das Unverständnis zu überwinden und Verständnis zu erreichen.

Ich möchte ein Beispiel nennen, in dem das Dilemma deutlich wird. Es geht dabei um eine nicht ganz unwichtige Person bei der Erstellung dieses Buches, meine Koautorin Petra.

Sie ist »normal« und berichtet aus ihrer Perspektive über unser erstes persönliches Treffen. Wir hatten uns in Leipzig für ein persönliches Interview verabredet, um einen Startpunkt für das Buch zu setzen. Am ersten Nachmittag trafen wir uns zu diesem Zweck in der Lobby eines Hotels, das mir sympathisch ist. Ich freue mich stets über neutrale Austragungsorte mit etlichen Fluchtmöglichkeiten, denn nur so ist es für mich möglich, ein derart intensives Gespräch mit einer mir bis dato Unbekannten zu führen. Also dann ...

Das Kofferdilemma aus Petras Sicht

Endlich war es so weit, mein erstes Treffen mit Hanka stand kurz bevor. Natürlich war ich gespannt darauf, sie persönlich kennenzulernen. Als wir vor dem Treffen miteinander telefoniert hatten, war mir aufgefallen, wie unglaublich authentisch Hanka war. Das war auch der Hauptgrund, warum ich mich so auf dieses Treffen freute, denn die Sympathie war von der ersten Sekunde an da. Auf der anderen Seite war ich ein wenig aufgeregt, denn es würde bestimmt nicht einfach für uns beide werden, über derart intime und persönliche Details zu sprechen, ohne den anderen jemals zuvor gesehen zu haben. Seit dem Telefonat wusste ich ja um die Probleme in Hankas täglichem Leben und meine Motivation war von Anfang an riesig. Ihre Idee, ein Buch über ihre intimsten Ängste und Probleme zu schreiben, um anderen Betroffenen zu zeigen, wie man damit umgehen und ein beinahe normales Leben führen kann, hat mich sehr beeindruckt – und der Mut, den man dafür braucht.

Gerade als Person, die in der Öffentlichkeit steht, ist es mit Sicherheit mehr als schwierig, sich mit dem Thema »Zwänge« zu outen.

Meine Aufgabe ist also nicht nur die, Hanka beim Verfassen des Buches zur Seite zu stehen, sondern auch, durch meine Wahrnehmung eine zweite Perspektive aufzuzeigen – den Eindruck der Außenstehenden. Dadurch kann das Thema von verschiedenen Warten aus betrachtet werden. Vielleicht lassen sich durch die verschiedenen Einblicke ein paar Barrieren ab- und mehr Verständnis für dieses unsichtbare und schwer vorstellbare Leiden aufbauen.

Es gab einen weiteren Punkt, der mir während der Gespräche mit Hanka immer klarer wurde: Im Kern hat jeder von uns seine Zwanghaftigkeit, die er mit sich herumträgt – bei dem einen bleibt sie unter Kontrolle und bei dem anderen eben nicht. Denn mal ehrlich, wer macht sich nicht in bestimmten Situationen zwanghafte Gedanken? Da wären allein die beiden Klassiker: Ist die Tür wirklich abgesperrt, ist das Bügeleisen wirklich ausgeschaltet? Davon ist doch fast jeder mal betroffen. Und das ist der Punkt, an dem auch das Verständnis einsetzen kann. Wenn man darüber nachdenkt, erkennt man viele kleine Zwanghaftigkeiten an sich selbst. Jetzt bedarf es nur noch des Willens und der Vorstellungskraft, sich in eine Steigerung dieser Anwandlungen hineinzuversetzen.

Aber kommen wir zu Hankas und meinem Treffen: Ich saß also zum vereinbarten Zeitpunkt in der Hotellobby, in der wir uns verabredet hatten, und wartete. In dem Moment, als Hanka die Lobby betrat, hatte ich den Eindruck, dass da eine attraktive, selbstbewusste Frau in den Raum kommt und sofort die Aufmerksamkeit auf sich zieht.

Mein erster Gedanke war: eine normale, tolle Frau. In der nächsten Sekunde sah ich, wie sie die Schwingtüre der Lobby mit ihrem Fuß öffnete, anstatt sie mit der Hand zu berühren.

Gerade bei diesen Persönlichkeiten, von denen man am wenigsten erwartet, dass sie überhaupt irgendwelche Probleme haben könnten – schon gar nicht mit sich selbst –, Persönlichkeiten, die natürlich und völlig »normal« wirken, mehr als manch anderer, gerade bei diesen Menschen ist man umso irritierter, wenn mit dem Erscheinungsbild eine Handlung einhergeht, die man nicht einordnen kann. Und da haben wir das Problem: Die Realität passt nicht mit den Vorstellungen (zum Teil auch mit den Vorurteilen) zusammen, die wir in unseren Köpfen bereits kreiert haben.

Dadurch, dass ich ja schon von Hankas Zwängen wusste, konnte ich ihr Verhalten einordnen und hatte auch überhaupt kein Problem damit. Was aber geht in einem vor, wenn man das Ganze beobachtet und keine Ahnung von den Hintergründen hat? Ganz klar: Unverständnis. Man ist irritiert und beginnt, denjenigen zu beobachten. Und schon steckt man selbst, genauso wie der Betroffene, in diesem Teufelskreis, der eine Art Kluft schafft, die ohne Erklärung unüberwindbar erscheint. Denn wie soll man sie auch überwinden? Hingehen und fragen ist wohl kaum das Mittel der Wahl. Also bleibt dem Betroffenen meistens nichts anderes übrig, als die neugierigen Blicke einmal mehr über sich ergehen zu lassen. Es sei denn, man trifft auf eine Persönlichkeit wie Hanka, die teilweise von sich aus auf ihre »Beobachter« zugeht und sie aufklärt. Aber dass das nicht jeder kann und schafft, ist nur zu verständlich.

Im Verlauf unseres »Meetings« wurden wir dann auch immer wieder mit Situationen konfrontiert, die für Hanka nicht einfach sind. Da kam zum Beispiel der Kaffee mit einem Löffel auf der Untertasse, der gefährlich nahe an der Hand der Bedienung lag. Oder das Brot, das Hanka gerne zu ihrem Salat gegessen hätte, war für sie nicht mehr genießbar, weil man es aus einem anderen Teil des Gebäudes geholt hatte und somit nicht mehr nachvollziehbar war, wo es herkam und wer es schon alles in den Fingern gehabt hatte. Irgendwann im Laufe des Gespräches fiel mir auf, dass Hanka stets meine Schuhspitze fixierte und in diesem Zusammenhang ihre Sitzposition änderte. Auf meine Nachfrage hin erklärte sie mir, dass sie sich von übereinandergeschlagenen Beinen und der dadurch sichtbaren Unterseite des Schuhe »bedroht« fühle und deshalb auf Abstand gehe. Wie kompliziert allein eine so simple Situation sein muss.

Am nächsten Morgen hatten wir uns wieder in der Hotellobby verabredet, und ich hielt es für eine großartige Idee, als Hanka kurz vor ihrem Eintreffen anrief und den Vorschlag machte, dass wir uns doch auch in einem nahe gelegenen Café treffen könnten, in dem man ausgiebig frühstücken könne. Hanka schlug vor, mich mit dem Auto abzuholen. Ich willigte ein und sagte ihr, dass ich nur noch meinen Koffer holen würde und dann startklar sei.

Als ich abfahrbereit in der Lobby stand, kam ein weiterer Anruf von Hanka. Sie meinte, es wäre vielleicht doch besser, wenn wir bei unserem alten Plan blieben und uns in besagtem Eingangsbereich des Hotels treffen würden. Also nahm ich meinen Koffer und setzte mich wieder hin, um auf sie zu warten.

Als sie kam, erklärte sie mir den Grund, aus dem sie sich umentschieden hatte: Schuld war der Koffer, den ich während des Telefonates erwähnt hatte. Ich hätte ihn bei mir und würde ihn, um in das Café zu kommen, in Hankas Kofferraum deponieren müssen. Da er ständig über den schmutzigen Boden gerollt wurde, würde er somit »die ganzen Verunreinigungen« in Hankas Auto befördern. Mir war nach ihrer Erklärung klar, was ihr zu schaffen machte, und ich grübelte nicht weiter darüber nach.

Mein Fazit: Sobald man sich in den anderen Menschen durch seine Erklärung hineinversetzen kann, ist es überhaupt kein Problem, kleine Planänderungen vorzunehmen und damit umzugehen. Das Erstaunliche daran ist sogar, dass ich durch diese Erklärung keine Sekunde weiter über das Thema nachdachte. Es war, als hätte mir jemand erklärt, er würde gerne die Planung ändern, weil er wegen eines körperlichen Gebrechens nicht in der Lage sei, die eigentliche Idee zu verwirklichen. Die Akzeptanz kann ganz einfach und groß sein, wenn man nur die besonderen Umstände erklärt bekommt und damit eine Chance erhält, sein Gegenüber zu verstehen.

Gleichzeitig wurde mir klar, wie unfassbar anstrengend ein ganz normaler Tag für jemanden ist, der unter Zwängen leidet. Im Grunde geht es jede Sekunde um das blanke Überleben – man darf sich keinen Fehler erlauben, muss das Ganze auch noch so gestalten, dass die anderen einen nicht ständig anstarren. Es ist der pure Stress – den ganzen Tag über. Umso mehr bewundere ich die Art und Weise, wie Hanka mit all dem umgeht, und vor allem den Mut, damit an die Öffentlichkeit zu treten. Aber auch die Kraft, sich all dem zu stellen und damit anderen eine Plattform zu bieten, um über dieses Thema zu sprechen. Denn nur so kann man sich von beiden Seiten aus damit auseinandersetzen und etwas bewirken.

Ich denke, ein Grund, warum sie es schafft, weiterzumachen und so zu leben, wie sie es tut, sind eine gehörige Portion unerschütterliche Fröhlichkeit und auch eine kleine Spur Galgenhumor, der sie so zugänglich und sympathisch macht.

Das Kofferdilemma aus Hankas Sicht

Auf dem Weg zu dem zweiten Gesprächstermin mit Petra hatte ich mich eigentlich auf ein gemeinsames gemütliches Frühstück im Café »Telegraph« gefreut. Das Frühstück ist dort echt lecker – ich hätte Pancakes mit Zucker und eine Käseauswahl schnabuliert. Da ich Morgenmuffel bin und die dort auch bestimmt nicht ganz so verdächtig lange nach dem Brot gesucht hätten wie die Dame am Tag zuvor in der Hotellobby, wäre das für uns beide eine Freude gewesen. In dem Moment, in dem Petra mich anrief und sagte, dass sie danach gleich weiter zum Bahnhof gehen würde, setzte sich mein gut geöltes Räderwerk der überflüssigen Zwangsgedanken sofort in Bewegung. Warte – das bedeutet, dass die liebe Petra auf alle Fälle ihren Koffer dabeihat. Es wäre unhöflich, von ihr zu verlangen, diesen hinter sich herzuziehen, während ich mit dem Auto ins Café fahren würde. Mögliche Ausrede: um Plätze zu besetzen. Glaubt dir kein Mensch! Katastrophengedanke: Petra wird mich unmöglich finden, die Arbeit verweigern, das Buch wird nie geschrieben, der Verlag wird mich verklagen, ich werde elendiglich verarmen ... etc.

Die einfache Variante wäre gewesen, freundlich zu sagen: »Los, komm – hüpf rein, ich fahr uns schnell ins Café und dich anschließend zum Bahnhof.« Tja, warum das nicht ging, verstehen nur Eingeweihte. Okay, hier die Auflösung im Psychopuzzle: Koffer sind oft ziemlich schwer. Und was macht jeder vernünftige Mensch, wenn ein Koffer schwer ist und man mal anhält – er stellt ihn ab. Und wohin stellt er ihn? Auf den Boden. Vor dem habe ich leider respektable Angst. Heißt, ich konnte den kontaminierten Koffer, der nur im Kofferraum oder im hinteren Sitzbereich meines Autos Platz gehabt hätte, nicht transportieren.

Also blieben wir in dem Hotel, in dem Petra schon wartete, und knabberten Gebäck. War eigentlich auch ganz lecker ...

Die Karten auf den Tisch

Es fällt mir nicht leicht, die Karten auf den Tisch zu legen und einen kleinen Einblick in mein ganz »normales« Leben zu gewähren. Denn gerade die Dinge, die man im Verborgenen tut, sind einem oft besonders peinlich und sehr privat. Ich merke erst beim Schreiben, wie irre das alles klingt. Ritualisierte Zwangshandlungen (zum Beispiel mehrfaches desinfektionierendes Händewaschen) und ritualisierte Wiederholungen von Handgriffen geben mir hierbei den Eindruck von Sicherheit und lassen mich Angst und Panik im Zaum halten.

Angst wovor? Hm, gute Frage – nächste Frage. Es ist eine Angst, die in diesem Augenblick nicht real existiert. Darüber bin ich mir in diesen Momenten durchaus im Klaren. Allerdings scheint das mein Unterbewusstsein nicht großartig zu interessieren, denn es sendet fehlgeleitete, überdosierte VORSICHT-GROSSE-GEFAHR-IM-VERZUG!-Botschaften an meinen Körper. So habe ich zum Beispiel in meiner Wohnung Möbel, Gegenstände und Stellen an Wand und Boden, die für mich scheinbar extrem gefährlich sind. Es haftet unsichtbares Unheil an ihnen, und wenn ich mit ihnen in Berührung komme, haftet dieses Unheil, diese Gefahr, ein unabwendbares, zum Teil auch tödliches Schicksal, an mir. Durch geschicktes Umschiffen dieser Dinge und durch ständiges Aufpassen, wie ein Erdmännchen auf seinem Hügel, kann ich es schaffen, den Tag unbeschadet zu überstehen. (Zum Glück löscht der Schlaf die Panik des aktuellen Tages.) Ich vergleiche das immer mit diesem alten Spiel aus antiken TV-Shows, in denen der Kandidat eine

Metallschlinge über einen elektrischen Draht balanciert. Stößt er an, so ertönt ein unangenehmes, aufdringliches Böööööp.

Bei mir erklingt in einem solchen Moment ein inneres Alarmsignal – ALARM ROT AUF DECK 4! –, doch sämtliche Schutzschilde versagen bereits seit Jahren. Mein Puls fängt an zu rasen, mein Hals schnürt sich zu, mein Mund trocknet aus, mein Körper erstarrt – Panik pur. Komme ich mit diesen Stellen in Kontakt, hilft nur noch sofortiges Reinigen der betroffenen Hautstellen mit scharfen Desinfektionsmitteln. Und das jeweils viermal, denn die Vier ist meine Sicherungszahl.

Hierbei habe ich noch Glück, denn ich habe einen Bekannten mit Kontrollzwang, dessen Zahl die achtunddreißig ist. Das heißt, der arme Kerl muss an jeder Türklinke achtunddreißigmal rütteln, um zu prüfen, ob diese auch zu ist, was auf die Dauer natürlich zur Folge hat, dass sich das Schloss tatsächlich lockert. Wieder einmal einer dieser bekannten Teufelskreise, die man sich selbst strickt. Das geht dann schon in Richtung einer sich selbst erfüllenden Prophezeiung.

Aber ich will nicht von mir ablenken. Das heißt eigentlich doch, aber noch liegen nicht alle Karten aufgedeckt auf dem Tisch. Ich habe aktuell kein einziges »sicheres« Zimmer in meiner Wohnung, also ein Zimmer, in dem ich keine Angst vor gar nichts habe, und manchmal ziehen sich die Kreise so eng um mich, dass nur konsequentes Wegwerfen oder Weggeben der betreffenden Dinge hilft. Aktuell suche ich einen Abnehmer für meine nagelneue Couchgruppe. Hat jemand Interesse? Sie ist erst ein Jahr alt und hat über zweitausend Euro gekostet, aber wenn man sich draufsetzt, kommt nun mal das Unheil.

Wenn man sich ständig selbst vor diese schlimmen Alternativen stellt, fällt einem die Entscheidung nicht schwer – und schon hält dich der Zwang in seinen Händen. Nun bin ich ja stets bemüht, da ich zum Glück als meistens gut gelaunter Optimist geboren bin, in all diesen Geschichten eine gute Seite zu sehen.

So lehrte mich meine Macke an dieser Stelle, loszulassen von materiellen Dingen. Gut, auch der Burn-out vor circa zehn Jahren als Maklerin trug hierzu seinen Teil bei. Eigentlich fühle ich mich immer ganz frei, wenn mal wieder alles weggeschenkt ist und sich andere darüber freuen. Der geneigte kritische Leser könnte an dieser Stelle bemerken, dass ich mir somit alles nur schönrede. Na und, vielleicht ist das so, aber was habe ich davon, wenn ich es nicht tue. Depressionen über mein verrücktes Verhalten wären die Folge. Also lasst uns immer versuchen, die guten Seiten an den Dingen zu sehen. Vielleicht rettet mir mein Händewaschzwang ja mal das Leben?

Eine Phobie hat man selten alleine. Das heißt, man hat es immer sozusagen mit Brüderchen und Schwesterchen zu tun. Bei mir ist das der Kontrollzwang, der immer parallel zum Waschzwang vorkommt, welcher wiederum seine Ursachen in der Kontaminationsangst hat. Diese Angst dreht sich bei mir ganz konkret um die Gefahr, etwas Zerstörerisches versehentlich über meinen Körper aufzunehmen. Sollte es dieses »Etwas« schaffen, in meinen Körper zu gelangen, wäre die Gefahr gegeben, dass ich daran sterben müsste.

Leider herrscht bei den Zwängen das Prinzip der ausgleichenden Gerechtigkeit. Das bedeutet, wird es mit einem Zwang besser, verstärkt sich im Gegenzug der andere. Das Unterbewusstsein will einfach keine Lücke zulassen.

Früher hatte ich noch zeitgleiche kleinere Ängste, die einsprangen, wenn eine Hauptangst kleiner wurde. Da gab es die

Angst vor dem Verlust der Haare oder des Augenlichtes. Heute sind diese kleinen Ängste zum Glück nicht mehr an der Tagesordnung. Denn je wohler ich mich in meiner Haut fühlte, umso geringer wurden sie.

Das Ganze ist ein sehr komplexer Prozess.

Die Kontrollzwänge entstehen ja zum Beispiel auch aus einer Kombination aus Selbstzweifeln und dem katastrophisierenden Denken – also: Habe ich wirklich alles kontrolliert? Habe ich alles gewissenhaft abgesichert?

Denn wenn nicht, dann geschieht mir oder denen, die mir nahestehen, ein großes Unheil.

Im Zuge der Therapie sollte man sich auch unbedingt den »katastrophisierenden Gedanken« widmen, die Betroffene immer wieder heimsuchen. Denn bei vielen Angstpatienten ist es nicht nur die Vermeidung, durch die Ängste aufrechterhalten werden, sondern auch jene Gedanken. Es sind Befürchtungen, die oft so automatisch im Hintergrund ablaufen, dass man sie gar nicht mehr richtig wahrnimmt. Aber sie verstärken die Ängste und »füttern« sie. In der kognitiven Verhaltenstherapie kann man lernen, sie zu verändern. Sie werden realistischer und damit auch weniger beängstigend.

Ich möchte an dieser Stelle erwähnen, dass ich nicht alle Karten bis zur letzten aufdecken werde. Trotzdem versuche ich, so ehrlich wie möglich zu sein. Denn dieses Buch stellt auch für mich eine Chance dar, dass es mir noch ein Stück besser geht. Sich seinen Dämonen zu stellen ist immer eine gute Sache.

Psychologie

Mein Leben als Beispiel

Es ist, denke ich, hinlänglich bekannt, dass die Grundbausteine der Ursachen für psychische Leiden oft in der Kindheit der Betroffenen liegen. Seit Sigmund Freud liegt die Psyche des Menschen nicht mehr ganz so im Verborgenen und kann zum Teil erklärt und geheilt werden.

Die Heilung von Zwangsneurosen und Depressionen ist allerdings sehr schwierig, da es oft nicht nur ein einziges traumatisches Kindheitserlebnis ist, das die Störung hervorruft, sondern eine Mischung aus psychischer Instabilität, charakterlicher Veranlagung, unterbewusster Wahrnehmung und Verdrängung von Erlebtem sowie dem weiteren Verlauf des Lebens des Betroffenen nach dem Trauma. Diese Dinge legen sich wie bei einer Zwiebel in mehreren Schichten um die eigentliche Persönlichkeit. In der Psychoanalyse muss in all diese Schichten vorgedrungen, dabei persönliche Schutzwälle und Mauern überwunden werden, um das Rätsel der Störung, des Fehlverhaltens im Unterbewusstsein zu lösen. Das ist ein sehr schwieriger und langwieriger Prozess mit etlichen Rückschritten, bei dem auch ich immer wieder an den Punkt komme, an dem ich aufgeben will.

Ach, bringt doch sowieso alles nichts!

Bringt aber eben doch was!

Es sind immer mehrere Schlüsselerlebnisse, die zu der Entwicklung von Zwängen führen können. Meine eigene bisherige Lebensgeschichte ist bei genauerer Betrachtung eigentlich ein Paradebeispiel dafür, wie aus der Verkettung von Veranlagung, Lebenslauf und der (Nicht-)Verarbeitung von Erlebtem das Gerüst für die Entwicklung einer Zwangsstörung gebaut werden konnte.

Es ist eine Form der Analyse, die einem auch wieder dabei hilft, die Dinge heute besser zu verstehen.

Warum geht es mir heute so? Was ist passiert?

Es ist also hilfreich, wenn auch ihr einen Blick auf euer bisheriges Leben werft. Ein Therapeut kann euch dabei helfen, und glaubt mir, ihr werdet an einigen Stellen überrascht sein, aus welchen ganz anderen Blickwinkeln er es betrachtet. Man selbst hat schon zu viel gegrübelt und sich oft dabei ins Aus manövriert.

Also kommt, wir schauen mal gemeinsam in mein Leben.

Meine Kindheit

Am Anfang gab es Schnee mitten im April.

Eigentlich nicht untypisch für diesen Monat und doch bahnte sich an diesem 19. April im Hause Rackwitz etwas Ungewöhnliches an. Denn statt wie geplant den leckeren Kuchen für den nächsten Tag zu backen, musste meine Mami am Abend mit Blaulicht ins Krankenhaus sausen, um mich zur Welt zu bringen. So wurde ich denn als zweite Tochter meiner lieben Eltern Helga und Wolfram Rackwitz am 19. April 19… hmmm, hach, Mist … – Tinte alle … geboren. Die Krankenschwester beschrieb mich meiner Mutti, die mich zu diesem Zeitpunkt noch nicht gesehen hatte, als niedliches Dickerchen, wahrscheinlich eine gut gemeinte Warnung vor einem der pausbäckigsten und wohlbeleibtesten Kinder, das sie in ihrer Laufbahn je gesehen hatte.

Für meine Eltern Helga und Wolfram war ich das zweite Kind und so war unsere kleine Familie komplett. Meine Schwester Antje war drei Jahre vor mir zur Welt gekommen. Man gab mir den Namen Hanka. Wäre ich ein Junge geworden, hätte ich Jan geheißen. Hätte ich die Wahl, wäre ich lieber ein Junge geworden, aber mich hat ja keiner gefragt.

Da Hanka allerdings ein slawischer Mädchenname ist, führte diese Benennung zu einer Empörungswelle bei meinen alten Westtanten. Diese waren sämtlich fast alle irgendwann irgendwie aus Schlesien und Ostpreußen vertrieben worden und nahmen das geradezu persönlich. Ich bin mir zwar relativ sicher, dass dabei keine Hanka an vorderster Front stand, aber so sind alte Großtanten nun manchmal. Und noch heute hält sich hartnäckig das Gerücht, dass wir aufgrund meiner Namensgebung von etlichen Erblisten gestrichen wurden. Macht nichts, wir lebten auch ohne Erbtanten zufrieden und glücklich vor uns hin.

Ich wuchs in einem kleinen Ort in Sachsen-Anhalt auf. Diesen Ort muss ich jetzt aber auf alle Fälle mit Namen nennen, sonst sind wieder alle beleidigt: in Schafstädt.

Ein engagierter Heimatjournalist bezeichnete Schafstädt dereinst als »Südtor zum Harz«, was in Anbetracht der Entfernung doch etwas übermotiviert anmutet. Es ist, von außen betrachtet, ein normaler, verschlafener kleiner Ort ohne nennenswerte Sehenswürdigkeiten und keine weite Reise wert, aber bei näherer Betrachtung – ist man erst mal dort – wird es auch nicht besser.

Trotzdem liebe ich mein Heimatstädtchen inbrünstig und es beschleicht mich immer das wohlige Gefühl einer Lieblingskuscheldecke, wenn ich am Ortseingangsschild vorbeirausche. Hier gehöre ich hin. Hier bin ich sicher.

Meine Kindheit auf dem Land und im Grünen war wirklich ausgefüllt und glücklich. Eine typische DDR-Kindheit mit all den dazugehörigen Höhepunkten wie Kindergrippe, Kindergarten, POS (polytechnische Oberschule 1. bis 10. Klasse), Jungpioniere, dann Thälmannpioniere, schließlich FDJler. Ja, ja, bei uns ist man nicht einfach nur so groß geworden. Ich war gut in der Schule und hatte einen stabilen Freundeskreis. Wir spielten viel und gern draußen im Freien.

Ich war ein sehr sensibles, phantasievolles Kind, mit Freude am Lachen, Rumspinnen, Streichespielen und Träumen. Allerdings war es auffällig, dass ich die Welt anders wahrnahm als andere.

Antje zum Beispiel, meine große Schwester, liebte und liebt auch noch heute Gruselfilme. Wenn Skelette zu den Waffen greifen und Untote aus ihren Gräbern krabbeln, genießt sie das schaurige Kribbeln auf der Haut. Ist die Kiste aus, ist alles vergessen. Meine Mutti hatte für all das sowieso nur ein müdes Lächeln übrig. Okay, ich beschreibe hier natürlich Kindergruselfilme, die aber für mich bitterer Ernst waren.

Ich erinnere mich noch heute voll Schrecken an die animierten Sindbad-Filme, kennt ihr die noch, in denen sich die Monster so ruckartig bewegen. Die gruseligste Stelle für mich war die, an der Sindbad seinen trotteligen Gefährten extra hundertmal eingebläut hat, vom Schatz des Zyklopen nicht ein einziges Goldstück einzuheimsen. Und was machen diese Honks? Stopfen sich die Taschen voll bis Oberkante Unterlippe! Das bringt den Zyklopen verständlicherweise in Rage, er schiebt das Dach der Höhle auf, glotzt einäugig rein und schnappt sich den ersten Hampelmann, jetzt Strampelmann. Er wickelt ihn wie Saté an einen Spieß und brät ihn auf kleiner Flamme. Dass die Zubereitungsart durch die Röststoffe nicht sonderlich gesund ist, war ihm hierbei schnuppe, er wollte ihn verputzen.

Nach diesem Film hatte ich, so lustig und munter ich das hier auch wiedergebe, an zahlreichen Abenden meiner Kindheit eine Heidenangst. Der Zyklop würde meine Kinderzimmerdecke wegschieben und mich verspachteln.

Ich erinnere mich gerade daran – und nun springe ich in der Zeit mal etwas nach vorn –, dass ich mal einen für mich gaaaanz, ganz schrecklichen Gruselfilm gesehen habe, als ich Teenager war und bei meinem damaligen Freund Thomas übernachtete.

Der Film hieß *Die Körperfresser kommen* und ist danach noch mehrmals neu verfilmt worden.

In diesem Film fallen von Aliens gestreute Sporen auf die Erde und dringen unter anderem nachts durch die geöffneten Fenster in die Schlafzimmer der sorglosen Opfer ein. Diese merken davon nichts, denn sie ruhen in Morpheus' Armen, sprich: machen Heia.

Nun beginnen die Sporen, neben dem Schlafenden dessen Gestalt anzunehmen, während im Gegenzug der Originalkörper zu Staub zerfällt. Übrig bleibt eine Zombievariante von unsereinem, die nur noch schreien kann wie ein abgestochenes Schwein. Der schlimmste Satz im Film war für mich: »Wir können überleben! Wir dürfen nur nicht einschlafen!«

Tja, da saß ich nun die ganze Nacht und strahlte zitternd meinen Freund mit der Taschenlampe an, ob es noch der Original-Thomas war. Da ich zusätzlich sämtliche Fenster verrammelt hatte und ihn in regelmäßigen Abständen weckte, um zu überprüfen, ob er der Sprache noch mächtig war oder schon schrie wie ein Schweinchen, wurde es für ihn eine doch eher unruhige Nacht.

Die Angst vor diesem Film sollte mich noch jahrelang begleiten.

Dann hatte ich, jetzt hüpfen wir bitte wieder gemeinsam zurück in meine Kindheit, noch einen Gruselfilm über eine ungläubige Reisegruppe gesehen, die am Ende im Moor versinkt. Von da an musste ich immer wieder vor dem Einschlafen den Boden im Kinderzimmer prüfen, ob nicht mein Bettchen und mit ihm auch ich versank.

Meine Phantasie spielte mir hier oft mehrere Streiche.

Wenn wir Erwachsenen immer leichtfertig behaupten, als Kind hätte man nicht so viele Ängste und Sorgen, macht man sich, glaube ich, oft etwas vor. Denn wenn wir uns erinnern, gibt es in jeder Kindheit Ereignisse, die uns als erwachsene Menschen nachhaltig beeinflussen. Das Ganze hängt natürlich auch mit der Konstitution der jeweiligen Person zusammen.

Menschen, die von Anfang an mit einem »dicken Fell« ausgestattet sind, können manche Ereignisse in ihrem Leben einfacher verarbeiten als diejenigen, die von Natur aus sehr sensibel, vielleicht etwas zu sensibel für diese Welt sind.

Ich bin einer dieser Menschen, die alles, was um sie herum geschieht, sehr intensiv wahrnehmen.

Den ganzen Tag prasseln Tausende äußere Eindrücke und unbewusste Spannungen auf mich ein, die ich verarbeiten und deuten muss.

Das war in meiner Kindheit nicht anders, nur geschah es noch unbewusster.

Da gibt es minimale Gesten oder Aussagen, die nur am Rande einer Unterhaltung fallen, unangenehme Spannungen oder unechtes Verhalten, die ich spüre und die mich Situationen anders wahrnehmen lassen. Das geht so weit, dass ich mich manchmal verunsichert, angegriffen oder gekränkt fühle, obwohl mein Gegenüber sich dessen in keiner Weise bewusst ist – oder sein kann.

Jetzt aber wirklich zurück in meine Kindheit:

Meine Schulzeit verlief wie im Bilderbuch. Ich galt immer als sehr aufgeweckt, hatte sehr gute Noten und war im Klassenkollektiv gut integriert und angesehen. Wobei ich mich erinnere, dass meine Schwester immer einen Tick besser abschnitt als ich. Im Gegensatz zu meiner Schwester, die einen gesunden Ehrgeiz hatte, tat ich immer nur das Nötigste und viele Dinge flogen mir einfach so zu.

Das klingt jetzt erst mal nach Angeberei, ist es aber nicht, denn dieses Verhalten ist bezeichnend für mein Leben – Ehrgeiz und Planungsfähigkeit sind nämlich wichtig im Leben. Ich lasse mich auch heute noch ziellos treiben wie ein Blättlein im Bächlein und habe einfach ab und an Glück, dass mich jemand herausfischt. Irgendwie haben sich die Dinge immer so ergeben, ohne dass ich großartig etwas dafür getan habe.

Klingt wieder wie ein Vorteil, ist aber eigentlich wieder keiner, da ich dadurch nie klar definiert habe, was ich wirklich will und was mich ausfüllt.

Aber schauen wir mal weiter.

Meine Hobbys entsprachen den typischen DDR-Hobbys.

Wir schrieben in unsere Lebensläufe, die wir eigentlich nicht großartig brauchten, stets als Hobbys: Lesen, Radfahren, Wandern, manchmal auch Schwimmen oder dass wir halt irgendwas sammelten. Zusätzlich nahm ich mit Begeisterung an der Arbeitsgemeinschaft Kabarett teil, was mir erste Bühnenerfolge einbrachte.

Ich erinnere mich an diese ersten Kostproben von Ruhm, nachdem ich mit einem gespielten Fritzchen-Witz die Menge zum Toben brachte. Menschen zum Lachen oder wenigstens irgendwie zum Lächeln zu bringen bereitet mir bis heute viel Freude.

Im Gegensatz zu meinen Freunden und anderen Gleichaltrigen blieb ich sehr lange Kind. Während sie mit dreizehn, vierzehn Jahren schon anfingen, sich für Jungs, Disco und ihr Styling zu interessieren, war ich noch glücklich mit dem Puppenwagen draußen unterwegs. Haaach, ich liebte es, draußen zu sein, und baute mir dort meine Phantasiewelten.

Zum Spielen suchte mir kurzerhand jüngere Freunde, die jene Art, in der Natur zu spielen, noch genauso mochten wie ich. Dadurch, dass somit ich in der Gruppe meistens die Älteste war, übernahm ich zudem automatisch die Rolle des Gerechtigkeitshüters und der Lehrerin.

Anfangs hielt ich mich noch wacker und machte meinen Freundinnen klar, dass diese ganze Ausgeherei und die Treffen mit den Jungs doch im Grunde total Banane seien. Doch natürlich kam auch bei mir irgendwann der Zeitpunkt, an dem ich mich schließlich doch überzeugen ließ und auch die Neugier ihren Tribut forderte. Zudem war mir die Akzeptanz durch die Gruppe wichtig, und ich wollte keine Außenseiterin werden.

Das war der Moment, ab dem meine Kindheit mit einem Schlag vorbei war. Auch das war, wenn ich heute darüber nachdenke, etwas eigenartig. Denn ab diesem Sonnabend, an dem ich zum ersten Mal um sieben Uhr mit zwei Mark Verpflegungsgeld von Mutti den Discotanzsaal im Schützenhaus zu Schafstädt betrat, stand tatsächlich für mich nur noch diese Welt auf dem Plan. Jungens, Disco, Disco-Jungens. Was für ein Abenteuer und was für eine spannende Welt voller neuer Erfahrungen und Bewährungssituationen. Man konnte sich ganz neu entdecken und erfinden.

Noch heute reise ich in Gedanken manchmal in unsere Schafstädter Wohnung zurück. Ich fühle meinen Schlüssel am Kroko-Etui die Tür aufschließen, höre den Klickton unserer runden Lichtschalter und erinnere mich an andere Geräusche und Gerüche. Vor allem an die, die aus der Küche drangen. Hier kocht Mutti gerade Nudeln mit Tomatensoße (wenn es welche gab, typisches DDR-Engpass-Produkt) in ihrer geblümten Kittelschürze, hat das Kofferradio dazu laut gestellt und singt begeistert mit: »Es gibt keine Liebe mehr, ciao Amore mio ..., Lebe wohl, kleines Boot, lebe, lebe wohl ...«

Ich war ein Teenie der etwas wilderen Art – zumindest in den Augen meiner Familie. Denn in der galt der Anspruch auf Kultiviertheit und der akademischen Ausbildung, und ein rebellischer Teenager entsprach diesen Vorstellungen nicht ganz. Im Nachhinein betrachtet, kann ich sagen, dass ich zu dieser Zeit zwar tatsächlich rebellisch war, aber im Grunde genommen in genau dem Maße, in dem das wohl fast jeder von sich behaupten kann.

Obwohl ich weiterhin brav die Schule mit recht ansehnlichem Erfolg besuchte, vielseitig interessiert war und auch ins Theater ging, wurde ich von einigen Teilen meiner Familie mit Missbilligung und Ausgrenzung gestraft. Damit meine ich nicht meine Mami oder meine Schwester, sondern ein paar Tanten, leider auch meine eine Oma. Ich habe nie so recht verstanden, warum. Gut, ich hatte mit fünfzehn meinen ersten Freund, habe begonnen zu rauchen und bin jedes Wochenende in die Disco losgezogen, und zugegeben ... ich war auch nicht immer zur verabredeten Wunschzeit meiner Mutti zu Hause. Aber ich denke, das alles ist relativ normal für einen Teenager.

Damals äußerte sich das im Verhalten meiner Verwandtschaft, die mir immer das Gefühl gab, außen und allein vor der Tür zu stehen. Im Gegensatz zu meiner großen Schwester Antje, die in den Augen meiner Familie wohl alles richtig machte, während ich eher das schwarze Schaf der Familie war. Ich kann mich noch genau an den Augenblick in der Küche erinnern, als drinnen im Wohnzimmer schon alle an der festlich gedeckten Kaffeetafel saßen und ich noch irgendetwas aus der Küche holen sollte. Dabei fiel mein Blick auf den Kühlschrank, und ich bemerkte einen Brief meiner Tante an meine Mutti, den irgendjemand mitgebracht hatte. Er war von meiner Tante Inge – zwei Seiten eng beschrieben. Sie fragte intensiv nach dem aktuellen Leben meiner Mutti und nach meiner Schwester und ihrem Studium, nach Problemen und eventuellen Sorgen, bei denen sie vielleicht helfen könnte, und nach allem, was in letzter Zeit so passiert sei, denn eigentlich war es eine wirklich nette Tante. Doch mich vergaß sie einfach zu erwähnen.

Ganz zum Schluss, als sie schon einen herzlichen Gruß und die Hoffnung auf ein Wiedersehen übermittelt hatte, ist es ihr höchstwahrscheinlich in den Sinn gekommen, dass es da noch eine dritte Person gab.

Da der Brief aber schon knüppeldick vollgeschrieben war, nutzte sie den einzig verbliebenen Platz am seitlichen Rand, um folgenden Satz hinzukritzeln: »Wie geht es denn eigentlich unserer kleinen Discoprinzessin?«

Komisch, das tat körperlich richtig weh. Ich weiß noch, es war, als hätte mir jemand in den Bauch geboxt. In diesem Moment war ich schockiert darüber, dass auch nahestehende Menschen, die man lieb hat und die einen von ganz klein auf kennen und eigentlich lieben müssten, einen kaltstellen können – wenn man anders ist. Vielleicht bin ich auch schon immer zu sensibel gewesen, aber dann kann ich das nun einmal nicht ändern. Sie ließen mich ihre Ablehnung noch an anderen Stellen spüren, und ich fühlte mich meistens ausgegrenzt und unverstanden. Ich reagierte, wie Teenager so häufig reagieren – mit Trotz und mit der Haltung: »Wenn ihr mich nicht wollt, dann will ich euch auch nicht!« Ich blieb diesen für mich scheinheiligen Familienfeiern vorerst fern.

Aus dieser vielleicht etwas überzogenen Reaktion meinerseits, die aber einfach meinem Alter entsprach, habe ich doch eine wichtige Lehre bezüglich meines Verhaltens in ähnlichen Lebenssituationen ziehen können. Denn es ist mir heute noch zuwider, wenn ich das Gefühl habe, da täuscht jemand Freundlichkeit und Interesse nur vor. In solchen Fällen gibt es auch meist kein Zurück. Wenn ich das Gefühl habe, ich werde manipuliert oder irgendwie »behandelt«, reagiere ich allergisch mit Ablehnung. Ich möchte mit diesem Menschen dann schlichtweg nichts zu tun haben. Doch gerade diese Form von Sensibilität, die mich damals eher unglücklich gemacht und mir Enttäuschungen eingebracht hat, kann ich in meinem aktuellen Leben sehr gut gebrauchen. Denn als Person des öffentlichen Interesses ist es immer von Vorteil, wenn man sein Gegenüber gut einschätzen kann.

Dieses Gefühl, dass mich Menschen eher ablehnen oder missbilligen, habe ich aus jener Zeit trotzdem irgendwie mitgenommen. Natürlich muss ich auch selbstkritisch anmerken, dass ich es als Widder-geborene Verhaltensauffällige meinem Umfeld nicht immer leicht gemacht habe.

Auch heute bin ich noch stets unsicher bei neuen Bekanntschaften und gehe immer erst davon aus, dass mich sowieso die meisten in der Runde nicht mögen werden. Auch wenn ich an meine paar wenigen besten Freundinnen denke, so waren das immer eigenartige Beziehungen unter Vorbehalt. Meistens waren meine besten Freundinnen auch zeitgleich meine schärfsten Konkurrentinnen, was, jedenfalls meiner Einschätzung nach, nicht von mir ausging.

Heute denke ich, dass solche Erfahrungen zu einer völlig normalen Kindheit und Jugend gehören – Erfahrungen, die mit sozialer Auseinandersetzung zu tun haben und die eine wichtige Rolle in der Persönlichkeitsentwicklung spielen. Der Unterschied liegt in der subjektiven Betrachtung und Bewertung durch den einzelnen Menschen.

Ich verfügte von jeher über eine sensitive Wahrnehmung des menschlichen Miteinanders und habe stets kritisch meine Rolle dabei überprüft. Ich habe schon immer viel mit mir selbst ausgemacht und nachgedacht.

Auch hier sehe ich eine Querverbindung zu meinen Zwangsstörungen. Ich glaube, es bedarf tatsächlich einer bestimmten Persönlichkeitsausrichtung, um überhaupt für Zwangsgedanken offen zu sein. Denn der Versuch, über alles nachzudenken, also alles über den Kopf zu regeln, führt leider oft dazu, sein Bauchgefühl zu vernachlässigen und damit zu verlieren. Diese Grundsicherheit, die einen locker und cool handeln lässt. Durch den Verlust des Bauchgefühls hat man sich zusätzlich ausmanövriert und den Weg in das Labyrinth seiner Gedanken frei gemacht.

Auch heute antworte ich stets im Brustton der Überzeugung, ich hätte eine wunderbare, glückliche Kindheit verbracht. Das war auch wirklich so, nur gab es in den ersten Kindheitsjahren ein schlimmes Ereignis, welches ich allein durch diese überaus glückliche Definition von Kindheit schon wieder verdränge.

Es war ein traumatisches Erlebnis, dessen Realität ich mich erst Jahrzehnte später stellte.

Mein Vati

Mein Vati Wolfram war ein ruhiger, liebenswerter Mensch, der gelassen und freundlich durch den Tag ging. Er hatte keine Laster, er rauchte nicht, trank nicht und liebte Harmonie und Lachen. Abends las er uns immer aus einem dicken Märchenbuch vor und schlief meistens dabei ein. Antje und ich warteten immer auf diesen Moment, in dem ihm seine braun karierten Pantoffeln vom Fuß rutschten, kicherten und kuschelten uns an ihn.

Als ich sechs Jahre alt war, erkrankte mein lieber Vati an Magen-Darm-Krebs. Ein Jahr später verstarb er, unfassbar für uns, nach langem, qualvollem Kampf. Er wurde nur vierzig Jahre alt.

Meine Mutti war schon immer eine sehr starke und tapfere Frau.

Sie versuchte, uns Kinder von all dem Leid und Unglück fernzuhalten. Sie hat uns damals komplett abgeschirmt. Nur ist es so, dass Kinder ihre ganz eigene Sensorik haben und auch unausgesprochene Dinge intuitiv wahrnehmen. Die Zeit des Leidens meines Vatis gestaltete sich für mich wie ein einziger Albtraum, der damals dunkel und extrem bedrohlich unser Leben überschattete. Wie ein unsichtbares Ungeheuer, das mir in den verborgensten Ecken auflauert. Irgendetwas war in dieser Welt, die eigentlich gar nicht so anders aussah als vorher, ganz und gar nicht mehr in Ordnung.

Meine Eltern waren von Beruf beide Lehrer und tolle Familienoberhäupter, wobei mein Vati eher den zurückhaltenderen Part übernahm, während meine Mutter heutzutage wohl als richtige Powerfrau bezeichnet werden würde.

Sie organisierte unser schönes Familienleben und Vati half tatkräftig bei der Umsetzung. Alles war sehr harmonisch und gute Laune war stets an Bord. Doch mit einem Male veränderten sich die Dinge. Anfangs merkten wir es eigentlich erst an Kleinigkeiten. Eines Tages zum Beispiel, an einem Sonntag, wollten wir wieder einen Familienausflug zu meiner Oma machen. Wir beiden Kinder waren wie immer fein rausgeputzt mit schönen Schühchen und Kleidchen und die Freude war groß. Manchmal durften wir sogar unsere Puppenwagen mitnehmen und waren stolz wie Bolle. Wir warteten vor der Haustür, doch Mutti und Vati kamen einfach nicht aus der Wohnung. Dabei mussten wir doch pünktlich am Bahnhof sein, denn damals fuhren nur wenige Züge am Tag.

Nach ein paar Minuten hörten wir aus dem gekippten Fenster einen heftigen Streit zwischen den beiden. Das war vorher noch nie vorgekommen. Wir standen draußen und wussten nicht, was wir machen sollten. Mutti holte uns dann wieder herein und zog uns wieder um. Sie hatte ganz rote Augen. Wir sind nicht mehr zu Oma gefahren. In dem Moment war uns klar, dass irgendetwas nicht stimmte. Ab da lief etwas in eine falsche Richtung, irgendetwas hing in der Luft und die Erwachsenen hatten ein gefährliches Geheimnis.

Aufgrund der Größe unserer Wohnung, wir hatten eine Drei-Raum-Neubauwohnung mit circa fünfundsechzig Quadratmetern, bekamen wir von diesem Tag an immer wieder kurze Sequenzen mit, die uns zeigten, dass sich etwas beängstigend verändert hatte.

Besonders furchtbar ist mir dabei eine Situation in Erinnerung geblieben. Es war ein schöner Sonntagmorgen und ich freute mich auf unser Familiensonntagsfrühstück. Mutti und Vati erzählten dann oft von den Filmen, die sie noch spät am Abend im Fernsehen gesehen hatten. Alle wollten noch fix ins Bad und es duftete nach warmen Brötchen.

Vati huschte an mir vorbei und dabei klappte sein Bademantel ein Stück auf. Zu meinem großen Entsetzen sah ich einen Schlauch aus dem Bauch meines Vatis kommen, an dem ein Beutel mit einer unheimlichen Flüssigkeit hing. Ich erstarrte und rettete mich ins Kinderzimmer. Wir redeten nicht darüber.

Langsam wurden die beängstigenden Momente häufiger. Vati war zu oft beim Arzt und wochenlang im Krankenhaus, zu oft unerklärlich nicht mehr zu Hause. Wenn er da war, hatte er kaum noch seine normalen Sachen an, sondern seinen Bademantel, vor dem ich Angst bekam. Mit diesem Bademantel verband sich für mich Gefahr. Er war das Zeichen dafür, dass etwas Bedrohliches in unsere Familie eingezogen war.

Auch sonst hatte unser Vati sich verändert. Er war manchmal gereizt und stöhnte oft. Das wurde uns an einem entscheidenden Tag besonders bewusst. Meine Schwester und ich saßen am Klavier und wir hatten uns gestritten. Plötzlich kam Vati dazu, der früher geduldig und mit einem kleinen Lächeln vermittelt hätte, und knallte den Klavierdeckel auf die Tasten. Das war ein Schock – diese Geste ausgerechnet von unserem Vater, der die Sanftheit in Person war.

Das Schlimme dabei war nicht, dass er das getan hatte – das Schlimme war die Verzweiflung meines Vatis, die für uns in diesem Moment greifbar wurde. Darum weinten wir, auch Vati, der sich bei uns entschuldigte.

Es gab viele dieser kurzen Augenblicke, in denen man Dinge erhaschte, die unheimlich waren. Ein ganzes Jahr ging vorüber mit all diesen Ahnungen und Furcht einflößenden Momentaufnahmen, in denen die Krankheit meines Vatis für Momente ganz klar im Raum stand. Das Monster wurde immer größer und beherrschte uns. Ich kann mich noch genau an einen Vorfall in der Weihnachtszeit erinnern. Es lag Schnee und sogar mal so viel, dass man den Schlitten rausholen konnte.

Wir hatten lange gespielt, unsere Wangen waren rot und die Nase lief. Zwischenzeitlich war es schon dunkel und alle Kinder waren bereits hereingerufen worden. Auch für mich war es höchste Zeit und Mutti hatte mich schon mehrfach ermahnt. Wir wohnten im Hochparterre und ich saß draußen allein auf dem Schlitten. Wie gemütlich unser Wohnzimmer aussah. Der Weihnachtsbaum strahlte und Mutti bereitete bestimmt schon das Abendbrot in der Küche vor. Trotz allem saß ich wie erstarrt vor Angst auf meinem Schlitten und wollte nicht hinein. Denn dort wartete das Ungeheuer auf mich. Es ist die Angst, die noch heute bei mir ist.

An jenem Tag wurde sie geboren.

Selbst mit den Paketen, die wir zu den Feiertagen aus dem Westen bekamen, stimmte etwas nicht mehr. Sie kamen jetzt nicht nur an Feiertagen, sondern zu häufig und hatten andere Inhalte. Ich muss wohl niemandem das Gefühl »Westpaket« erklären. Eine Riesenfreude mit spannenden, tollen Gerüchen und in faszinierendes Papier eingewickelten Sachen, sonst immer Anlass zum Jubel. Doch nun verstärkten sie meine Sorge, denn jetzt beinhalteten sie viele Produkte, die nur für Vati waren. Unter anderem Plastikflaschen mit Multivitaminsaft, der sehr lecker aussah. Diese Flaschen standen immer am Spülbecken in der Küche, sodass sie für uns Kinder nicht erreichbar waren. Sie waren ja ausschließlich für meinen Vati bestimmt. Auch vor diesen

Flaschen hatte ich große Angst, denn in ihnen wohnte die Gefahr.

Die Angst vor der Bedrohung durch die Flaschen war so groß, dass sie sich nicht nur auf das Spülbecken, auf dem sie standen, sondern auf die ganze Küche ausbreitete. Es war das erste Mal, dass ein Gegenstand eine abstrakte Gefahr aussandte, die mir Angst vor dem Raum machte.

Dann kam der Tag, an dem uns Mutti zum Nachbarn spielen schickte, um selbst zu meinem Vati ins Krankenhaus zu fahren.

Wir freuten uns, denn wir waren sehr gern bei unseren Nachbarn zu Gast. Wir spielten lustig, und als es früher Abend wurde, freuten wir uns auf das Abendbrot. Bei anderen zu essen war immer spannend. Der Familienvati kam ins Zimmer und wir dachten, es geht los. Aber er stand seltsam betroffen in der Kinderzimmertür und sagte, zu mir und Antje gewandt: »Kinder, euer Vati ist heute gestorben.«

Ich konnte weder mit dem Satz noch mit der Information etwas anfangen. Was bedeutete denn das? Alle waren ganz still und die Erwachsenen weinten. Ich hatte noch mein Spielzeug in der Hand und wollte eigentlich weiterspielen und dann Abendbrot essen. Dann kam Mutti und holte uns ab, um mit uns nach Hause zu gehen. Sie war verweint und schwarz gekleidet. Wir setzten uns alle drei an den gelben Wohnzimmertisch und das Oberlicht brannte. Es war Abend, draußen war es schon dunkel und der Kachelofen war noch nicht geheizt.

Meine Schwester und Mutti weinten. Ich saß daneben wie erstarrt und konnte nicht mitweinen. Dabei wollte ich doch unbedingt dazugehören. Ich wollte nicht allein draußen stehen.

Schließlich stand ich auf und legte mich im Kinderzimmer auf mein Bettchen, vergrub den Kopf in den Kissen und tat so, als ob ich schluchzte. Es klang unecht, und ich schämte mich dafür, als Antje ins Zimmer kam.

Wie der Abend weiterging, weiß ich nicht mehr. Wir haben nie wieder darüber gesprochen.

Am anderen Morgen ging das Leben einfach weiter.

Selbst bei der Beerdigung, an der wir Kinder auf dem Friedhof nicht teilnahmen, kam es mir so vor, als würden all unsere Verwandten nur zu Besuch kommen, um einen ganz normalen Tag bei uns zu verbringen.

Darüber war ich damals sehr froh, denn ich hatte große Angst vor dem, was sich nun verändern würde. Andererseits hatte ich begriffen, dass auch ich sterben würde, dass ich eines Tages nicht mehr da sein würde. Hat man einen Albtraum, so wacht man auf und alles ist wieder gut, doch aus diesem Traum konnte ich nicht erwachen.

Ich konnte nicht mehr einschlafen.

Der Friedhof, auf dem man Vati begrub, war direkt neben unserem Neubau. Die gesamte Situation war für mich als Kind so schrecklich, dass sich mein Unterbewusstsein zum Schutz meiner Seele dazu entschied, das Geschehene in einen Betonbunker in meinem Kopf zu verbannen. Alles ging weiter, wie es vorher war.

Darüber, dass jemand fehlte, sprachen wir nicht mehr.

Somit war die Welt für mich gerettet.

Nichts war passiert – alles war wieder *gut*.

Weg zum Ursprung meiner Zwänge

Ich bin mir mittlerweile sicher, dass fast jeder, der unter Zwängen leidet, ein traumatisches Erlebnis in seiner Vergangenheit hatte, das er bis dato verdrängt hat. Der Auslöser muss nicht immer dermaßen tragisch sein, manchmal reicht ein belauschtes Gespräch, eine Befindlichkeit oder ein ungelöster Konflikt. Das macht die individuelle Ursachenforschung so schwierig.

Erschwerend kommt noch die heutige Zeit dazu. Für sensible Menschen sind diese beiden Faktoren bestimmt zwei der wichtigsten Auslöser für ihr Leiden, gerade wenn beides zusammenkommt: eine unverarbeitete Vergangenheit und die Gegenwart, in der so viele Menschen nur noch Marionetten sind, die dem Druck der Gesellschaft entsprechen sollen. Man muss etwas darstellen, etwas leisten – etwas schaffen. Ansonsten fällt man durch das soziale Raster und fühlt sich ständig unzulänglich. Das ist oft recht bedrückend und führt zu einem unauthentischen Lebensstil.

Zum Thema: Schuldkomplexe

Seit ich dieses Buch schreibe und in diesem Zusammenhang Literatur zu diesem Thema durchschmökere, stelle ich immer mehr fest, wie sehr meine Zwänge und deren Entwicklungsgeschichte einem Paradebeispiel für diese psychische Störung entsprechen. Das kindliche Trauma mit nicht durchlebter Trauer in Kombination mit Verdrängung und einem daraus resultierenden Schuldkomplex. Als Kind kann man viele Gefühle noch nicht richtig bewerten und sie nicht angemessen dem Erlebten zuordnen.

Tief im Unterbewusstsein verdrängt sind Gedanken wie: Hätte ich nicht doch helfen können? Hätte ich nicht mehr für den geliebten Menschen da sein müssen, Trost spenden und Kraft geben müssen? Auch Schuld dahingehend, dass man nicht richtig trauern konnte.

Diese im Nachhinein unlösbaren Konflikte sind die Bausteine für den verdrängten Schuldkomplex. Wenn man das damals nicht hat verhindern können, dann muss man heute umso mehr aufpassen, dass so was nicht noch einmal geschieht.

Daraus entwickelte sich zum Beispiel der Zwang, dass ich auf alle, die mir etwas bedeuten und die ich kenne, vor allem aber natürlich auf meine Familie aufpassen muss. Das bedeutete jetzt nicht, dass ich jedem von einer Flugreise abgeraten hätte, sondern ich bezog sie in meine gestörte Welt ein. So stand ich denn immer wacker wie ein Erdmännchen auf meinem Hügel und beobachtete, wer wohin fassen wollte, wer wo hineintreten könnte und wer was essen wollte. Ich musste jedem von der Verschmutzungsgeschichte der Dinge berichten, um denjenigen selbst entscheiden zu lassen, ob er sich der vermeintlichen Gefahr aussetzte oder nicht. Man kann sich vorstellen, wie sehr man damit sein Umfeld nervt. Zudem erniedrigt man sich irgendwie in diesem Moment selbst, da man ja eigentlich weiß, dass das Quatsch ist.

Die Weitergabe der Verantwortung zusammen mit den beschützenden Gedanken bereiteten mir großen Stress und verdarben mir häufig eigentlich schöne Erlebnisse mit Familie und Freuden. Wie ein Hütehund, der Stress bekommt, wenn sich Mitglieder des Rudels entfernen.

Zwänge entstehen oft auch in einer Art Kettenreaktion. So trat der Aufpasszwang in Kombination mit dem Frage- und Absicherungszwang auf. Das bedeutete, ich musste immer wieder andere fragen: »Bin ich da jetzt dran gekommen? Ist der Stuhl sicher? Zu wie viel Prozent ist er sicher? Zu wie viel Prozent bin ich nicht dran gekommen?« Erst nach mehrfacher Antwort konnte ich mich beruhigen.

Diese Fragerituale kommen einigen bestimmt bekannt vor und stellen eine typische Begleiterscheinung dieser Art Störung dar. Sie sind extrem nervig, nicht nur für den Betroffenen selber, sondern auch für Partner und Freunde. Ich hatte mal einen Freund, der wirklich schon viel Geduld an diesem Tag mit mir hatte. Wir wollten ins Kino gehen und kauften uns vorher Popcorn und Getränke. Nachdem wir alles glücklich zu unseren Sitzen bugsiert hatten, überfiel mich ungünstigerweise der Verantwortungs- und Fragezwang und ich flüsterte ihm mehrfach leise zu, dass eventuell etwas Schmutz von meiner Kapuze (die natürlich sauber war, denn ich ziehe nur frische Sachen an) in sein Popcorn geraten sein könnte. Der Ärmste wollte den Film verstehen und geriet durch diese Äußerung an seine Grenzen, sodass ihm der Geduldsfaden spontan riss und er mich entnervt anfuhr: »Jetzt halt aber endlich die Fresse!« Die Besucher in der Reihe vor uns drehten sich empört darüber um, wie er mit seiner Freundin umging.

Im Nachhinein haben wir über diese Geschichte noch öfter gelacht.

Ja, die Menschen an unserer Seite haben es nicht immer leicht, und wenn die Zuneigung nicht ausreicht, kann eine Beziehung daran zerbrechen. Heute habe ich die beiden Neurosen recht gut im Griff.

Das war einer der Zwänge, die mein Gegenüber hautnah miterlebte. Doch die meisten Ängste, die mich über den ganzen Tag hinweg begleiten, nimmt ein Außenstehender kaum wahr. Denn natürlich versucht man, den Großteil des Leidens mit sich selbst auszumachen, um andere nicht zu verprellen und zu verlieren.

Viele Menschen entwickeln nach dem Verlust eines geliebten Menschen eine Wut auf den Verstorbenen, die aus dem Gedanken resultiert, dass man von ihm im Stich gelassen wurde. Bei mir kommt hinzu, dass sich parallel zu dem Nichttrauern auch noch eine gewisse kindliche Erleichterung einstellte, als die Albtraumzeit vorüber war. Aus diesem Gefühl kommt auch noch eine tiefe Scham hinzu. Ein Gefühlsgemisch, das tief im Unterbewusstsein verbuddelt ist, da man die Dinge ja auch nicht mehr nachholen und klären kann. Aus dieser scheinbar ausweglosen Situation erwachsen Hilflosigkeit und soziale Unsicherheit.

Der Psychotherapeut erkennt dieses klassische Trauma meist schnell und gibt einem Ratschläge wie: Trösten Sie das verängstigte Kind in sich. Sagen Sie ihm, dass es keine Angst zu haben braucht und dass es keine Schuld an dem hat, was passiert ist.

Okay, das habe ich mal ausprobiert. Ich habe mich zu Hause hingehockt, das unsichtbare Kind gestreichelt, es im Auto neben mich gesetzt und auf der Straße an der Hand gehalten. Ab und an habe ich es sogar ein bisschen geschafft, die Kleine zu erreichen, aber am Ende muss ich sagen: Na ja, das ist wohl eher nichts für mich! Ich verhalte mich so schon auffällig bekloppt genug, jetzt laufe ich nicht auch noch mit einem imaginären Kind an der Hand durch die Stadt.

Ein anderer Tipp von ihm war, ich solle heute Briefe an meinen Vater schreiben, in denen ich ihm alles sage. Aber auch hier stoße ich wirklich an meine Grenzen, denn wie soll ich einen Brief an jemanden schreiben, an den mir fast jegliche Erinnerung fehlt?

Ich habe, ehrlich gesagt, keine Ahnung. Leider hat mein Gehirn saubere Arbeit geleistet und auch die Erinnerungen gelöscht, die mit sechs Jahren eh nicht sehr zahlreich vorhanden waren.

Ich würde mich gern an seine Stimme oder an sein Lächeln erinnern. Letzten Endes findet hier jeder seinen eigenen Weg.

Ich habe mir meinen Vati für mich in mein Leben zurückgeholt.

Bis vor zehn Jahren habe ich es noch nicht einmal geschafft, ein Foto von ihm in meiner Wohnung aufzustellen, denn aus Schmerz wurde Angst.

Heute ist er nach langer Reise wieder bei mir und macht mein Leben und Fühlen reicher. Er ist wieder da.

Das habe ich am Ende der Psychotherapie zu verdanken.

An dieser Stelle noch mal ein dringender Appell: Vielleicht ahnt man ja bereits ähnliche Ursachen im eigenen Leben, aber die fachmännische Auseinandersetzung und damit auch die notwendige Distanz zu ebendiesem eigenen Leben schafft man nur innerhalb einer Psychotherapie. Wir alle grübeln schon viel zu lange über immer dieselben Dinge und drehen uns dabei im Kreis. Den Ausgang aus diesem Gedankenlabyrinth findet ihr nur mit einem Profi an der Seite. Objektive Betrachtungsweise ist zudem oft echt tröstlich.

Durch die Therapie verstand ich endlich, woher diese absurden Ängste vor Gegenständen oder Plätzen herkamen. Ich konnte es für mich erklären und konnte mir selbst mein Handeln verzeihen.

Heute verstehe ich, warum die Angst oder die Panik gerade an diesem Ort, in dieser Situation kommt, kann mich neben diese stellen und lernen, mit ihr umzugehen. Ich kann mir in diesen Momenten helfen, und auch wenn ich darin noch lange nicht perfekt bin, stimmen mich die Attacken danach nicht mehr traurig oder ziehen mich runter.

Mein zweiter Therapeut Harald, der mich heute in der Verhaltenstherapie begleitet, hat mal ein gutes Bild zum Thema Verdrängung genannt, indem er sagte, dass man Dinge sehr lange unter den Teppich kehren kann, man lebt damit auch eine Weile lang gut, aber irgendwann wird der Hügel unter dem Teppich so hoch, dass man darüber fällt. So habe ich die Angst vor den Dingen und dem damit verbundenen, verdrängten Schrecken aus jenen schwierigen Kindertagen im Nachhinein auf die Dinge um mich herum übertragen.

Dabei habe ich lange ganz normal gelebt. Etwa von meinem achten bis zwanzigsten Lebensjahr war ich cool und locker und absolut normal. Im Gegenteil, wenn ich an unsere Dorfdiscos denke, da habe ich immer bei den langsamen Runden die Neigen der Tanzenden an meinem Tisch ausgesüffelt. (Warum hat mich eigentlich keiner aufgefordert? Okay, das steht auf einem anderen Blatt.)

In meinem Kleiderschrank schien täglich ein Orkan getobt zu haben, und die Fächer bekam ich nur zu, wenn ich die Kleidermasse vorher mit dem Fuß vakuumisiert hatte. Beides wäre nach dem Auftreten meiner Zwänge schlicht unvorstellbar gewesen.

Man sagt ja, dass verdrängte Kindheitstraumata etwa zwischen dem fünfundzwanzigsten und achtunddreißigsten Lebensjahr in Form von psychischen Störungen zutage treten.

Mein Therapeut meint, dass mein Vater für mich eigentlich doppelt gegangen sei: einmal, als er tatsächlich starb, und das zweite Mal, als er aus meinem Gedächtnis gelöscht wurde.

Ebenfalls erklärte er mir, es sei bezeichnend für die Historie der Zwänge, dass eine hohe Prozentzahl der Betroffenen bereits in der Kindheit deutliche Verhaltensauffälligkeiten zeigen, die sich dann aber häufig im weiteren Kindheitsverlauf »verwachsen« können. Auch in meinen Kindheitserinnerungen verbergen sich nach dem Tod meines Vatis solche Auffälligkeiten im Verhalten, die wahrscheinlich bei unserem heutigen Kenntnisstand Eltern sofort dazu bewegen würden, einen Kinderpsychologen aufzusuchen. Doch anno circa 1980 tickte die Welt noch anders, und diese Themen waren noch gar nicht an der Tagesordnung.

Wenn ich heute die Definition Zwangsstörung lese, entspricht dieses Verhalten eindeutig dieser psychischen Fehlleitung. Denn zu dieser Zeit entwickelten meine Schwester und ich unseren ersten Zwang gemeinsam und sogar gleichzeitig: Wir hatten abends zur Schlafenszeit Angst. Wenn meine Mutter schon im Bett war, mussten wir durch die Wohnung streifen und kontrollieren, ob alles in Ordnung war. Wir mussten nachsehen, ob sich in der Nische, in der der Staubsauger stand, jemand versteckt hatte. Oder ob jemand unter unseren Betten lag, ob die Wohnungstür abgeschlossen war und, und, und. Diese Zeremonien gingen irgendwann über in den ersten Zwang. Wir mussten diese Dinge erledigen, ansonsten würde ein großes Unheil über uns alle hereinbrechen.

Die richtigen ersten Zwangshandlungen äußerten sich dann dahingehend, dass wir, wenn wir mit dem Kontrollgang durch die Wohnung fertig waren und in unseren Betten saßen, eine Aufzählung machen mussten. Es ging darum, die Namen aller Verwandten nacheinander aufzuzählen, um ihnen eine gute Nacht zu wünschen. Aber das Wichtigste daran war, es in der richtigen Reihenfolge zu tun und ja niemanden zu vergessen. Sollte eines von beidem passieren, würde demjenigen etwas Schreckliches passieren. Wir hatten eine ganz eigene Hierarchie angelegt, die auf keinen Fall geändert werden durfte. Wenn dann doch eine von uns einen Namen in der falschen Reihenfolge nannte oder ihn ganz vergaß, mussten wir wieder ganz von vorne anfangen. Es war anstrengend, so wie es auch heute noch ist.

Interessanterweise und glücklicherweise legten wir diesen Zwang im Lauf der Zeit wieder ab.

Von all diesen Zwangshandlungen bekam meine Mutter nichts mit, denn es geschah ja alles heimlich.

Einmal gab es allerdings eine sehr auffällige Veränderung in meinem Verhalten, die nicht übersehen werden konnte. Als ich so um die zehn Jahre alt war, starb meine Großtante Grete. Sie war eine ganz kleine alte Dame und die Tante meiner Mutti. Sie besuchte uns fast jedes Weihnachten, war immer ganz in Pelz gewandet und ärgerte sich fürchterlich, wenn sie beim Spiel verlor. Jeditt, jeditt, jeditt ... schimpfte sie und stampfte mit dem Fuß auf wie seinerzeit Rumpelstilzchen. Ich musste sie immer im Schnee vom Bahnhof abholen und weiß heute noch, dass mir das peinlich war, da sie sich bei mir einhakte und im Trippelschritt neben mir herdackelte.

Okay, also dieses Großtantchen war verstorben und meine Mutti kam nach der Haushaltsauflösung nach Hause zurück und verteilte Tantchens Habe in unserem Zuhause.

Noch heute erscheint mir diese Zeit wie ein Albtraum. In unserem Kinderzimmer legte sie eigenartig riechende Kreuzstickdeckchen unter unsere Schmuckkästchen. Es ist seltsam, während ich das schreibe, erinnere ich mich genau an den Geruch der Dinge. Irgendwie staubig und süßlich und nach Holzschublade. Schon damals hatte ich eine Heidenangst davor, mit diesen Gegenständen in Berührung zu kommen, denn an denen haftete für mich der Tod. Das größte Martyrium aber waren für mich die Sammeltassen. Auch da hatte meine Mutti ein paar hübsche Modelle aus dem Nachlass mit nach Hause gebracht. Besonders an eine sehr dunkle Tasse mit großzügiger Goldverzierung kann ich mich gut erinnern. Mir schnürt sich jetzt noch bei der Erinnerung daran die Kehle zu, wie Mutti gegen fünf Uhr zum Teetrinken rief und an meinem Platz diese Tasse stand. Der Tee war schon eingegossen, Pickwick Orange, und ich wusste, ich muss jetzt daraus trinken. Schon damals bekam ich panische Schreikrämpfe und erstarrte zur Salzsäule.

Ich weiß heute nicht mehr, wie es weiterging, aber ich habe schon damals diese Deckchen heimlich hinter den Schrank rutschen lassen, ohne sie zu berühren. Aus der Tasse zu trinken hatte ich mich, glaube ich, im Laufe der Zeit erfolgreich geweigert. Na ja, über das Wort »erfolgreich« müsste man wahrscheinlich noch mal reden.

Wenn Kinder Zwänge entwickeln

Im Leben unserer Kinder spielen die Themen Rituale und magisches Denken eine große Rolle. So gibt es Zubettgeh-Rituale oder Essensrituale, Wasch- und Zähneputz-Rituale und anderes. Alle Eltern kennen das bestimmt. Das ist normal, kindgerecht und gibt dem Kind ein Gefühl von Sicherheit. Auch das magische Denken in Form von »Ich darf auf dem Fußweg nicht auf die Striche treten ...« oder das Aufstellen der Puppen oder der Kuscheltiere in bestimmter festgelegter Anordnung ist nicht unnormal. Besonders sensible Kinder neigen zu diesem Verhalten. Als Eltern sollte man beobachten, welche Wichtigkeit diese Handlungen im Leben der Kinder einnehmen und wie diese reagieren, sollte doch mal etwas aus der Reihe passieren. Kurzer Ärger oder Unwille sind okay, Wutausbrüche oder Weinen sollten einen aufmerksam werden lassen. Es gilt festzustellen, ob die merkwürdigen Handlungen das Kind in seiner Lebensqualität einschränken. Zusätzlich sollte man sich erklären lassen, warum es das tut.

Kinder mit Zwangserscheinungen sind sich schon in diesen jungen Jahren der Unsinnigkeit ihres Handelns bewusst. Stellt man zudem fest, dass sich das Spielverhalten des Kindes ändert, dass es sich isoliert und lieber allein spielt, sollte man handeln. Gemeinsame Besuche beim Psychotherapeuten mit Verhaltenstherapie und/oder Konfrontationstherapie zeigen sehr gute Erfolge.

So wie Kinder auch leicht Fremdsprachen erlernen, sind sie auch hier sehr aufnahmefähig und die Therapie hat sehr gute Chancen auf zeitnahe Besserung. Auch eine Familientherapie oder Familienaufstellung macht durchaus Sinn. Je eher man handelt, umso besser sind die Aussichten auf Erfolg.

Wendezeiten

Wie bereits berichtet, war die Zeit zwischen meinem achten und zwanzigsten Lebensjahr im Grunde komplett frei von Zwängen. Meine Teenagerzeit war bestimmt von Jungs, Disco und dem lästigen Bildungsweg. Psychisch war hier alles so weit in bester Ordnung.

Da ich die zehnte Klasse mit einem »Sehr gut« abschloss, ging ich auf die Erweiterte Oberschule, machte also Abitur. Hier verließen sie mich allerdings etwas und mein Notendurchschnitt rutschte auf ein »Mittelmäßig« ab. Da mir bis dato aber alles irgendwie ohne großes Bemühen zugefallen war, konnte und wollte ich das nicht ändern. Ehrgeiz war und ist bei mir Mangelware.

Als Berufswunsch hatte ich Lehrer auf dem Zettel, aber eigentlich nur aus Bequemlichkeit. Ursprünglich hatte ich Tierärztin werden wollen, aber da dieses Studium aus viel Mathe und Chemie bestand und sich mir die Geheimnisse dieser Wissenschaften nie ganz enträtselten – im Klartext: Da war ich keine Leuchte –, überlegte ich es mir noch mal anders. Da ich künstlerisch ansehnlich begabt war, hatte ich ebenso kurz überlegt, industrieller Formgestalter in der DDR zu werden. Übersetzt in unsere Zeit, heißt dieser Beruf übrigens Designer.

Irgendjemand warnte mich dann aber vor der frustrierenden Tatsache der Begrenztheit der kreativen Schaffenskraft in der DDR. Der Gedanke, lebenslang Anbauwand Wartburg und Kaffeegeschirr Mitropa zu gestalten, reizte mich dann doch zu wenig ..., also stand mein Berufswunsch fest, Lehrer. Es waren auch viele Mitglieder meiner Familie Lehrer, meine Mutti, mein Vati, meine Schwester, eine Tante etc., und so lag es irgendwie nahe. Mir imponierte dabei nicht etwa der Bildungsauftrag, sondern die vielen Ferien (allein schon mal acht Wochen unbelastete Sommerferien, zudem Osterferien, Frühjahrsferien, Herbstferien, Winterferien etc.), die zu DDR-Zeiten wirkliche Freizeit bedeuteten. Da wir einen zentralisierten Lehrplan hatten und es für Lehrer bereits ausgearbeitete Unterrichtsvorbereitungen gab, sah ich einer stressarmen sicheren Zukunft hoffnungsfroh entgegen.

1987 machte ich mich also auf den Weg nach Leipzig um an der KMU, der Karl-Marx-Universität, mein Studium zu beginnen.

Um ehrlich zu sein, hielt sich meine Motivation diesbezüglich aber in Grenzen. Irgendwie beschlich mich eine Unruhe, das ewige Lernen zu beenden. Ich hatte das Gefühl, mein ganzes Leben lang nur gelernt zu haben, und jetzt sollte es schon wieder damit weitergehen.

So saß ich die ersten Jahre meines Studiums auf einer Pobacke ab und tat mal wieder nur das Nötigste. In den Prüfungen hatte ich Glück und konnte mich auf mein Redetalent verlassen. Heute habe ich eigentlich ein ganz gutes Allgemeinwissen und kann zu vielen Dingen etwas sagen. Allerdings ist meistens nach zwei Sätzen Schluss. Zum Glück reicht das oft in unserer oberflächlichen Welt.

Auch hier schummelte ich mich wieder einmal so durch und genoss außerhalb der Uni das Studentenleben und Nachtleben der Großstadt.

Doch dann kam die Wende.

Quo vadis – Wohin gehst du?

Die Wende stellt in meinem Leben das entscheidende Element für die schlussendliche Ausbildung und Festigung meiner Zwangsstörungen dar.

Warum war das so?

Schauen wir kurz auf diese Zeit zurück.

Es begann ganz vorsichtig. Da gab es Informationen hinter vorgehaltener Hand von Montagstreffen an der Nikolaikirche in Leipzig, dann erste Lichtermärsche, Demonstrationen eines ganzen Volkes, Bärbel Bohley, Runder Tisch etc.

Offener Widerspruch in der DDR – das war einfach unglaublich.

Nie hätte ich damals gedacht, dass diese Aktionen dermaßen tief greifende Veränderungen nach sich ziehen würden.

Ich habe den Mut und die Entschlossenheit dieser Menschen bewundert und gespannt auf die Reaktion der Regierung gewartet. Ich war in der DDR bei Weitem keine »rote Socke«, obwohl ich gern FDJ-Sekretär und Ähnliches war. Aber das war ich nicht aus politischen Gründen, sondern eher aus Gründen der Verantwortung füreinander.

Erich Honecker und diese albernen Parteitage und Aktionen, das war für uns wie ein Live-Kabarett, das doch fast keiner ernst nahm. Man witzelte insgeheim darüber und lebte sein Leben. Ich und viele andere Menschen in meinem Umfeld fühlten sich grundsätzlich zufrieden und sicher.

Natürlich weiß ich heute nach all den Offenlegungen, dass das eine Illusion war, und hätte ich als älterer, erfahrener Mensch in der DDR weitergelebt, wäre ich bestimmt auch angeeckt und hätte mir eine andere Meinung gebildet. Aber so war es eben nicht – ich war noch Teenager und hatte noch keine großen Nachteile kennengelernt.

Klar hätten wir auch gern öfter Südfrüchte in den Regalen gehabt und niemand hätte etwas gegen einen Kakaoanteil in der Schokolade gehabt, aber das war nicht so gravierend. Mangelversorgung war eben an der Tagesordnung, umso mehr wusste man die Dinge zu schätzen, wenn sie mal da waren. Alle hatten im Durchschnitt dasselbe und somit war man auch nicht neidisch aufeinander und konnte ungestört Freundschaften und andere wertvolle Zwischenmenschlichkeiten aufbauen. Ich hoffte einfach, dass das Wertvolle und Gute unseres DDR-Lebens blieb und eventuell eine erweiterte Reisefreiheit oder bessere Zusammenarbeit mit den kapitalistischen Ländern erstritten würde.

Doch die Geschwindigkeit, mit der uns die Ereignisse in der Folge überrollten, ist noch heute unfassbar.

Letzten Endes ist fast nichts von dem Land, in dem ich gern gelebt habe, übrig geblieben. Ich versuche, das heute Außenstehenden stets so zu erklären: Stell dir vor, dir wird von heute auf morgen alles weggenommen, was dich und dein Leben bis dato ausgemacht hat. Deine Lebensmittel, deine Kinderbücher, deine Zeitschriften, deine Musik und all die geliebten Kleinigkeiten.

Andere können in Läden gehen und sich die Dinge wiederholen, aber nicht wir. Unser Land gibt es nicht mehr. Dabei haben wir das Thema Zukunftspläne, Werte und Ideologien noch nicht einmal erwähnt. Warum sammeln wir Ossis noch heute mit sehnsuchtsvoller Leidenschaft fleißig wie die Bienchen auf Trödelmärkten die DDR-Artefakte unseres Lebens zusammen?

Also schon wieder ein einschneidender Verlust in meinem Leben. Wieder einmal war mein Leben, so wie ich es kannte, vorbei und mit ihm Zukunftspläne, Wertvorstellungen und auch viele Menschen. Denn diese lernten manchmal enttäuschend schnell und so endete ein als Freundschaftsbesuch getarntes Treffen des Öfteren mit dem hilflosen Versuch, mir Versicherungen, Reisen oder Kosmetik zu verkaufen. Der Mensch veränderte sich in der neuen Zeit, ich verstand ihn nicht mehr und konnte ihm nicht mehr trauen.

Was ich mich heute übrigens ab und an frage, wo war eigentlich der Moment, an dem ich mich in Bergen Schokoriegeln vergrub, mich an Südfrüchten satt aß, Tic-Tac tonnenweise in mich hineinschaufelte und mir literweise Apfelshampoo auf die Birne kippte? Ich kann mich beim besten Willen nicht daran erinnern, mich nach der Grenzöffnung über einen dieser Artikel, die vorher so heiß begehrt waren, gefreut zu haben.

Das ging schon beim Begrüßungsgeld los – ich wollte es nicht. Aber alle hatten mich gedrängt, es war ein richtiger Hype. Also ließ ich mich doch überreden, holte mir meine hundert Mark ab und fuhr mit den anderen in ein Einkaufszentrum im Westen. Den Tag werde ich nie vergessen: Alle schwärmten aus, in einer Art Trance. Sie wussten gar nicht, wofür sie zuerst Geld ausgeben sollten. Aber ich saß da, mitten auf der Bank in der Shoppingpassage, wie ein Fremdkörper.

Mein damaliger Freund kam ständig vorbei und zeigte mir begeistert Matchbox-Autos und He-Man-Spielzeug. Ja, er war volljährig. Ich konnte da einfach nicht mitmachen. Irgendwie schämte ich mich auch ein bisschen für die anderen, so als würde man aus einem tollen Hotel die Duschhauben und das Nähzeug klauen. Ich wollte an dieser Welt nicht teilhaben.

So blieb ich denn erstarrt sitzen und kaufte nichts. Ich fühlte mich heimatlos und verloren. Erst als man zum Rücktransport blies, fiel den anderen auf, dass ich ja noch nichts gekauft hatte. Also ging ich in den nächsten Laden und kaufte mir dort einen Kaschmirschal für neunundneunzig Mark, den ich nie trug. Man zeigte mir einen Vogel, gab aber Ruhe.

Unterstützende Verstärkung bekamen all diese Wahrnehmungen durch den Umstand, dass ich mich nach Beendigung meines Studiums erst einmal beim Arbeitsamt anstellen durfte, da es für uns keine Referendarstellen gab. Hier kam eine bisher gänzlich unbekannte, aber umso bedrohlichere Angst auf mich zu – Existenzangst.

Nun hockte ich auch noch zu Hause, hatte zu viel Zeit zum Nachdenken und zog mich mal wieder hinter meine Schutzmauern in meine Welt zurück.

Hinzu kam, dass die neuen, ungewohnten Medien einen mit Leid- und Schreckensmeldungen überhäuften. Die Sensationspresse war uns Ostdeutschen absolut unbekannt und somit war meine Haut sehr dünn gegenüber dieser Art von Schreckensjournalismus. Meine Angst und Beklemmung vor der »Draußenwelt« wuchs von Tag zu Tag. Damals begann die Angst vor dem Fußboden, auf dem Menschen laufen und auf den sie alles werfen, was sie für schmutzig und überflüssig halten. Diese dunkle, schmutzige Area, die für mich zur Tabuzone wurde. Das führte damals so weit, dass ich meine Schlüpfer nicht mehr anziehen konnte, da ich mit meinen Füßen, die auf dem Boden wandeln, nicht ohne anzuecken durch die Beinlöcher kam. Ich vergleiche das, wie bereits geschildert, gerne mit dem Spiel antiker TV-Gameshows, in dem der Kandidat eine Metallschlinge über einen mit Strom geladenen Draht ziehen muss. Stößt er an, macht es Bööööööp und aus die Maus. Bei mir machte es also nur noch Bööööööp, und ich blieb drinnen.

Am Ende hockte ich nach den ganzen vergeblichen Versuchen, »heil« durch die Schlupflöcher zu kommen, heulend unter dem Küchenwaschbecken und konnte die Wohnung nicht mehr verlassen, denn ich hatte keine sauberen Schlüpfer mehr im Haus.

Zu dieser Zeit traten also die ersten Symptome meiner Zwänge auf. Meine bisherige Welt, in der ich sehr gern lebte und von deren großen Schwächen ich erst später erfuhr, war aus den Fugen geraten. Ohne Rücksicht wurde uns die neue Zeitrechnung aufgedrückt und viele aus den neuen Bundesländern kamen schlecht damit zurecht. Auch ich hatte große Probleme damit, fühlte mich bodenlos und hatte Angst vor dem, was kam. Diese Angst hätte ich damals sehr gern gegen Westschokolade und Apfelshampoo getauscht. Beim Einkaufen durfte ich meine Tüten beim Transport keinen Moment aus den Augen lassen.

Einmal habe ich wegen eines Telefonats meine teuren Einkäufe kurz losgelassen und wusste danach nicht mehr, ob es meine Tüten waren. Vielleicht waren es jetzt Giftlebensmittel geworden. Die Angst war so groß, dass ich die Einkäufe stehen lassen musste. Auch der Kontrollzwang erwachte und machte mir das Leben schwer.

Ab dem Moment war ich mit all dem, was Zwänge mit sich bringen, konfrontiert. Denn ich war mittendrin – im ersten massiven Schub.

Dazu kam das finanzielle Thema, denn in der Arbeitslosigkeit ist es nicht gerade einfach, wenn man Einkäufe im Wert von fünfzig oder hundert Mark (damals waren es noch DM) stehen lassen muss.

Ganz zu schweigen von peinlichen Situationen, mit denen es jeder, der mit Zwängen lebt, früher oder später zu tun bekommt. Die freundlichen Menschen, die einen darauf aufmerksam machen, dass man seine Tüten hat stehen lassen. Tja, nun erkläre denen mal, warum du das tust, ohne dass die den Notarzt holen.

Ich war zutiefst verunsichert – was war mit mir los?

Zu welchem Monster entwickelte ich mich? Wurde ich verrückt?

Mit diesen ersten Schüben kamen auch die Situationen, die mir bis dahin völlig fremd waren. Ich hatte keine Ahnung, wie ich damit umgehen sollte.

Man ist sich der Situation und vor allem ihrer Wirkung auf die anderen völlig bewusst, kann sie aber nicht ändern. Dieses selbstzerstörerische Handeln wider besseres Wissen, das ist eine der nervigsten Belastungen, die das Leben mit Zwängen mit sich bringt.

All dieses Erlebte hatte dazu geführt, dass die wieder einmal durchlebten Gefühle, ein Leben endgültig verloren zu haben, den

Kopf daran erinnerten, dass da doch noch irgendetwas Bedrohliches im Unterbewusstsein, aus Kindertagen tief weggeschlossen, war.

Doch um auf keinen Fall den schlafenden Drachen zu wecken, schickte der Wächter Unterbewusstsein eine Ersatzbeschäftigung, den Zwang. Der beschäftigt deinen Kopf dermaßen, dass dir kein Raum mehr bleibt. Alles bleibt verborgen.

Freier Fall und die Hoffnung, sicher zu landen

Somit bildeten also die lebensverändernden Ereignisse der Wende den zweiten Grundstein und damit das Fundament für meine Zwänge.

Die Entwicklung und Entstehung von Zwängen ist sehr oft auf mehrere schwierige oder schockierende Erlebnisse im Leben des Betroffenen zurückzuführen. Eines baut auf dem anderen auf und bildet eine komplizierte Vernetzung aus Verdrängtem und den Mauern, welche man zum Selbstschutz für sich gebaut hat. Ich denke, wenn es zum Beispiel in meinem Fall bei dem Kindheitstrauma geblieben wäre, hätte ich es zwar mit mir herumgeschleppt, aber es wäre nicht die Art Zwänge daraus entstanden, wie ich sie seit Jahren erlebe. Zur Zeit der Wende befand ich mich in einer Phase meines Lebens, die man als freien Fall bezeichnen kann, ich kannte die Richtung nicht und suchte dringend Halt.

Das Arbeitsamt in Leipzig hatte mir einen Computerlehrgang vorgeschlagen, denn als Ostdeutsche war ich noch auf dem Stand Taschenrechner. Natürlich gab es auch im Osten schon Computer, ich glaube, von Amiga oder so ähnlich, aber der Otto Normalverbraucher hatte damit keinerlei Berührungspunkte.

Okay, den Lehrgang absolvierte ich recht erfolgreich und suchte mir im Anschluss eine Stelle in einer Werbefirma. Damals gefiel mir die Vorstellung, Werbefilme zu produzieren und Plakatwände zu gestalten, ziemlich gut. Als ich mich dann allerdings zum hundertsten Mal mit einem Handwerker über die Anzahl der Pinselstriche auf seinem Lieferwagen und deren technische Realisierbarkeit stritt, kamen mir erste Zweifel. Im Großen und Ganzen haben wir Schaufenster beklebt. Doch eines Tages bekam ich einen Auftrag, der mein Leben wieder einmal verändern sollte.

Im Hinterzimmer des Werbestudios, in dem ich arbeitete, wurde an alten Amiga-Computern Technomusik produziert und die coolen Leute mit ihrem schrägen Style, die bei uns ein- und ausgingen, hatten mich schon immer neugierig gemacht.

Sie planten, in Leipzig eine großräumige Techno-Disco aufzumachen. Die Disco hieß »Opera« und war über Jahre eine beliebte Anlaufstelle für liebenswerte Paradiesvögel und durchgeknallte Technofreaks.

Mein Studio war für die Werbung zuständig, und ich bekam die ehrenvolle Aufgabe, die Klotüren zu kennzeichnen – sprich die Aufteilung zwischen Männlein und Weiblein zu regeln. Ich entschied mich für zwei Phantasiefiguren, einen düsteren Prinzen im Wind und eine coole Kämpferprinzessin, und machte mich ans Werk. In diesem Moment legte der aktuelle DJ seine Platten für den Abend auf und ich erlebte zum ersten Mal den Klang dieser Musik über die Mega-Boxen. *Wow*, ich war hin und weg. Nach der Party zur Einweihungsfeier, in der wir in eine phantastische Welt entführt wurden, stand für mich fest – hier wollte ich dabei sein und irgendwie mitmachen. In diese Welt konnte ich fliehen und konnte mich vor dem Leben draußen verstecken. Mich in Phantasiekostümen in diese von Beats bebende Zwischenwelt stürzen ...

Die Zwänge waren während dieser Zeit stets an meiner Seite, mal stärker, mal schwächer, und peitschen mich durch den Tag. Ich war nach einer ersten gemeinsamen Wohnung mit meinem damaligen Freund und der Trennung von diesem zu meiner Schwester nach Halle-Neustadt gezogen. Dort war das Leben leichter, denn sie half mir, wo sie nur konnte. Zwischenzeitlich hatte es auch mit meiner Referendarstelle geklappt.

Da ich aber bereits über wesentlich interessantere Tellerränder geguckt hatte, schien mir die Aussicht, Lehrerin in einem Kleinstadtgymnasium zu werden, nicht mehr allzu verlockend.

Zudem der Job viel umständlicher und schwieriger geworden war. Da die Wende mitten in mein Studium geplatzt war und ich Germanistik und Kunst studierte, also zwei Bereiche, die nun immensen Zuwachs an Weltliteratur und westlicher Kunst bekamen, mussten wir ein Jahr länger studieren. Nur unter dieser Voraussetzung durften wir am Gymnasium unterrichten. Nur hatte dieses eine Jahr zumindest bei mir nicht ausgereicht, um alles perfekt zu beherrschen. Kunst war okay, aber die Lehrinhalte in Deutsch, wie Lexikologie oder Syntax, bereiteten mir echt Probleme. So verstand ich zum Teil am Abend den Stoff selber nicht, den ich aber am anderen Tag einer zehnten Klasse beibringen sollte. Auch das Schulumfeld, vor allem aber die Situationen der kleinen Machtbereiche, zum Beispiel des Lehrerzimmers, empfand ich als beklemmend und demotivierend. Nein, das wollte ich nicht, und somit brach ich mein zweites Staatsexamen ab und konzentrierte mich vollumfänglich auf meine Karriere in der Techno-Branche. Dass das meine Verwandtschaft in ihrer Meinung über mich bestätigte und mir Schimpf und Tadel einbrachte, muss ich nicht erwähnen.

Ich hatte mich nämlich parallel in der Techno-Disco als Teammitglied anstellen lassen und lebte das nun voll und ungehindert aus. Das ist in meinem Leben scheinbar ein Phänomen, denn auch in dieser Zeit waren die Zwänge präsent.

Wenn ich in meinem Leben von irgendetwas so begeistert bin oder auch wenn ich verliebt bin, geben mir die Zwänge etwas Raum, das auch zu erleben. Das lässt mich ein lebenswertes Leben führen.

Wäre es nicht so, wäre mein Leidensdruck so groß, dass ich mich bestimmt schon selber eingewiesen hätte.

Es scheint dann so, dass sich die Ur-Hanka mit Macht und mit einer Kraft, die ihr sonst fehlt, nach vorn schiebt und ruft: »Jetzt bin ich mal an der Reihe!«

Warum genau das so ist, weiß ich nicht, vielleicht wird auch das wieder von Hormonen und Botenstoffen gesteuert, vielleicht durch Adrenalinschübe oder ähnliche, den Zwang überlagernde Substanzen – ich bin nur heilfroh, dass es so ist. Aus diesem Grund konnte ich mich auch trotz Zwang tätowieren lassen und zu *Big Brother* gehen. Auch wenn ich verliebt bin, setzt sich der Zwang kurz an zweite Stelle. Das ist auch der Grund, warum ich mein Leben im Großen und Ganzen ganz gut hinbekomme, nur eben mit dem erheblichen Mehr an Stress und Kraftaufwand der Zwänge.

Sonst wäre ja auch zum Beispiel eine Liebesbeziehung mit allem, was dazugehört, gar nicht möglich. Doch dazu vielleicht an anderer Stelle mehr.

Nun hat bestimmt schon jeder einmal Informationen aus diesem untergegangen Techno-Kulturkreis vernommen, sodass ich mir hier Einzelheiten spare. Fakt ist, dass es eine total irre Zeit war und ich heute sehr dankbar bin, dass ich nach circa drei Jahren Action heil rausgekommen bin.

Interessanterweise half mir dabei eine meiner zwanghaften Ängste. Denn sich als Hypochonder jeden Morgen nach der Party daran zu erinnern, was man wieder alles in welchen Mengen konsumiert hatte, stürzte mich in echte Depressionen. Mir wurde immer bewusster, ich muss dieser Welt Adieu sagen.

Da ich mich zudem mal wieder frisch verliebt hatte, gelang mir das auch.

Land in Sicht

Also beschloss ich, mit meinem damaligen Freund das alte Leben in Leipzig hinter mir zu lassen. Wir zogen nach Dresden und begannen mit einem ganz neuen Leben. Mein Freund hatte eine Baufirma, in der wir beide arbeiteten. Es sollten sechs Jahre werden, in denen die Zwänge wieder verstärkt zurückkehrten. So lebte ich denn an die sechs Jahre in Dresden in insgesamt sieben Wohnungen. Erst gemeinsam mit meinem Freund, dann auf beider Wunsch allein wie in einem Elfenbeinturm – und versuchte zu landen.

Doch durch die Isolierung verstärkten sich die Zwänge in einem Maße, dass ich erstmalig Hilfe suchte. Aber noch lange nicht in einer Therapie, denn damit hätte ich endgültig eingeräumt, dass ich nicht richtig ticke. So versuchte ich pflanzliche Heilmittel und andere Mittelchen, von Rescuetropfen über Johanniskraut bis hin zu Bachblüten. Das meiste davon half überhaupt nicht, bis auf die Bachblüten.

In dieser Phase meines Lebens war ich sehr voreingenommen gegenüber alternativen Heilpraktiken. Die Dame legte mir die unterschiedlichen Zusammensetzungen an Bachblüten im Fläschchen an den Kehlkopf und unerwartete Dinge passierten in meinem Körper. Bei einem Fläschchen klopfte jede Ader in mir auf Hochtouren, das andere legte mich auf Windstärke null. Das hat mich beeindruckt. Ich nahm die für mich optimale Mischung im Fläschchen mit nach Hause und schluckte jeden Tag ein paar Tropfen. Und tatsächlich, es half! Ungefähr vierzehn Tage lang ging es mir richtig gut und ich konnte das erste Mal nach zehn Jahren etwas entspannen.

Nach vierzehn Tagen wachte ich eines Morgens auf und die Zwänge waren wieder da. Die Blüten wirkten nie wieder. Ich war am Boden zerstört. Es ist symptomatisch, dass man immer wieder zwischen großer Hoffnung, verzweifelter Hoffnungslosigkeit und Ernüchterung hin und her schwankt. Auch der Placebo-Effekt trägt sein Scherflein bei.

Vor allem der Kontrollzwang peinigte mich in dieser Zeit in einem solchen Maße, dass ich kaum noch meine Wohnung verlassen konnte. Fuhr ich weiter weg, musste ich alle Elektrogeräte und Kerzen mitnehmen. So brauchte ich an die dreißig Minuten Kontrollzeit, um überhaupt aus dem Haus zu kommen. Danach war ich groggy wie nach einem Zweitausend-Meter-Lauf.

Mir war klar, irgendetwas lief ganz gewaltig schief. Wobei ich zu dem Zeitpunkt immer noch nicht wusste, woran genau ich da eigentlich litt.

Ich ging zu anderen Heilpraktikern, die mir auch nicht längerfristig helfen konnten und sich gleichzeitig fragten, wie ich über zehn Jahre ohne Hilfe mit meinen Zwängen hatte leben können.

Besonders gut ging es mir damals wirklich nicht. Dazu kam, dass ich mich auch noch immer öfter und immer heftiger mit meinem Freund stritt, da wir uns in der Partyzeit kennengelernt hatten und uns erst jetzt eigentlich im Alltag gegenseitig erkannten.

So fehlten uns leider außer unserer Zuneigung zueinander und der sich verabschiedenden Freude am ausschweifenden Partyleben die gemeinsamen Wertvorstellungen, und auch unsere Lebensplanung driftete zu stark auseinander. Wir trennten uns als Paar, blieben aber Freunde.

Ich hatte mich mal wieder ausmanövriert und es ging mir dementsprechend wie schon so oft in meinem Leben.

Von außen betrachtet, hätte jeder gesagt, die hat's im Griff. Bestimmt hätte niemand vermutet, was sich hinter der Fassade verbarg. Tolle Wohnung, tolles Auto, tolle Partys, leidlich attraktiv und selbstbewusst, so nahm mich meine Umwelt zur Kenntnis. Doch die Wahrheit sah anders aus. Ich war einfach nur verdammt einsam und hatte das Einzelkämpferdasein satt. Ich wollte wieder ins Leben – brauchte Input und wollte unter Menschen sein. Da schaltete ich eines Abends meinen Fernseher, meinen treuen Freund und Helfer, an und landete in einer Fernsehsendung, die einen erneuten Wechsel in meinem Leben einläutete.

Big Brother – Nanu, wo bin ich denn hier gelandet ...

Ich bin ein merkwürdiger Mensch, falls das noch niemandem aufgefallen ist, wobei das, wenn man das Wort mal auf seinen Ursprung zurückführt, ja eigentlich ein Kompliment ist.

Sei es, wie es sei, es ist ein Fakt, dass es mir stets extrem schwerfällt, mich festzulegen. Zum Glück nur bei oberflächlichen Dingen, wie zum Beispiel beim Bestellen im Restaurant. Ich brauche ewig, um mich zu entscheiden, und wenn das Essen an den Tisch gebracht wird, bin ich neidisch auf das Essen der anderen. Ich bin ein nerviger Gast, bestelle hundertmal alles wieder um, bevor ich Stunden gebraucht habe, um den richtigen Sitzplatz zu finden. Da muss alles stimmen, Licht, Raumtemperatur und die Lautstärke der Musik. Und wehe, es hängt ein Bild schief an der Wand. Ich muss erst alles optimieren, dann kann ich den Besuch genießen.

Auch dieses Verhalten ist bereits zwanghaft und, wie ich im Rahmen meiner Recherche für dieses Buch erfuhr, typisch für Menschen, bei denen sich eine ernst zu nehmende psychische Störung anmeldet.

Der Drang nach äußerer Ordnung soll hierbei die innere Unordnung ersetzen. Also, alle Perfektionisten aufgepasst. Okay, jetzt aber wieder in Richtung *Big Brother*, denn darum dreht es sich in diesem Kapitel. Auch bei Sachen oder Dingen kann ich von heute auf morgen meine Meinung komplett ändern. Sage ich heute, meine absolute Lieblingsfarbe sei Gelb, kann es morgen schon Grün sein.

Ich nenne das jetzt einfach mal Flexibilität. Durch diese Facette meines Charakters habe ich gelernt, wie oft man sich mit seiner Meinung im Unrecht befinden kann und dass man sich durch diese Einstellungen viele Dinge im Leben selbst verbauen kann.

Heute bin ich offen für vieles, was die Welt deutlich spannender macht. Genauso ging es mir mit dieser TV-Reality-Show *Big Brother*.

Zu Beginn habe ich geschimpft wie ein Rohrspatz. Was für eine menschenverachtende Inszenierung, die Insassen, die Themen, die ausgestrahlten Szenen – einfach unmöglich das Ganze! Wer gibt sich denn für so was her!

Dann allerdings ertappte ich mich dabei, dass ich meinen Tag so plante, dass ich mich um sieben Uhr in der Nähe eines Fernsehers befand, und mit einem Male war ich mittendrin im Geschehen. Endlich hatte ich »Freunde«, die mich jeden Abend besuchten. Klingt erbärmlich, aber so funktioniert das TV-Format nun mal.

Als dann die Moderatoren verkündeten, es würde eine zweite Staffel geben und man könne sich ab jetzt bewerben, schnappte ich mir das nächste DIN-A4-Blatt und legte los.

Etliche Auswahlverfahren später hatte man eine Wahl aus den ungefähr wohl so an die 70 000 Bewerbern getroffen.

Eines schönen Sommertages forderte mich also meine liebe Schwester, die mich *zufällig* in Dresden besuchte, zu einem heiteren Spaziergang am Elbufer auf, was für uns echt untypisch war.

Mir schwante bereits etwas, und als dann an der nächsten Wegbiegung Jenny Elvers samt Kamerateam aus dem Busch sprang und mich anschrie: »Hanka – du bist dabei!«, wusste ich nicht recht, ob ich mich freuen oder hysterisch losbrüllen sollte. Aber nun hatten sich die Dinge eben so ergeben, jetzt musste ich diese Geschichte auch durchziehen.

Ich versuche, stets so zu leben, dass ich nicht später mal im Lehnstuhl sitze und sage: »Ach, hättest du damals nur ...« Auch hier zeigt sich wieder das Paradoxon: die starke selbstbewusste Hanka vs. die ängstliche, zurückgezogene. Ich glaube, viele, die unter demselben zu leiden haben wie ich, können ein Liedchen davon singen, wie schwierig es manchmal ist, durch diesen Kontrast von anderen mit seinem Leiden ernst genommen zu werden. Bei mir ging und geht man einfach oft automatisch davon aus, dass alles irgendwie okay ist.

Wahrscheinlich wird man auch deshalb oft nicht ganz ernst genommen, wenn man mal klagt, was ich sogar irgendwie nachvollziehen kann.

Okay, so hieß es dann, endlich nach Köln zu reisen, um den Container zu beziehen. Das Brimborium, welches man um uns Insassen veranstaltete, war groß. Undercover wurden wir im

Fünf-Sterne-Hotel untergebracht und ein Security-Posten wurde vor unseren Zimmern platziert. Die Presse durfte keinen von uns vor dem Einzug zu Gesicht bekommen.

Auch durften wir uns gegenseitig nicht sehen. Ein Riesenaufwand, der darin gipfelte, dass wir am Tag des Einzuges in zehn separaten Wohnwagen auf unseren Auftritt im TV-Studio und der anschließenden Sicherheitsverwahrung im Container warteten.

Das alles war noch sehr aufregend, und als sie uns mit verbundenen Augen auf die große Bühne zerrten und man uns die Augenbinde herunternahm, wusste ich, das geht bestimmt nicht gut.

Ich weiß bis heute nicht, warum die aus 70 000 gerade uns herausgefischt haben, allerdings war das vorherige Gefühl der Auszeichnung auf einmal verschwunden. Man flüsterte mir nach meinem Auszug zu, ich sei wohl als die mit den meisten Ecken und Kanten gecastet wurden, und man ging davon aus, dass ich wohl viel Security in der Zeit danach brauchen würde. Das hat sich zum Glück nicht bewahrheitet.

Das Leben im Container war größtenteils sehr langweilig und trotzdem auf eigenwillige Art und Weise stressig. Die ständige Anwesenheit der Kameras, die damals noch wie große schwarze Voyeure in jeder Ecke hingen und sich laut summend bei fast jedem Gespräch auf den Redner einstellten, bereiteten mir große Probleme. So war ich die ersten vierzehn Tage fast stumm und fühlte mich extrem unwohl und unsicher. Das hatte ich nie von mir erwartet. Dazu kam natürlich noch die Zusatzbelastung meiner Macke, denn die Euphorie der ersten Tage ging schnell vorbei. Teilweise war uns so langweilig, dass wir dachten, uns sendet gar keiner mehr und man würde uns einfach hier vergessen.

Wir waren so gecastet worden, dass so viel Streit wie möglich entstehen sollte. Ein Konzept, das zum Teil ganz gut aufging, auch unter Einbezug meiner Person. Ich erinnere an dieser Stelle letztmalig gern an den Satz aus meinem Babybuch: »Hanka geht keiner Konfrontation aus dem Weg.« Und erinnere Eingeweihte an den legendären »Apfelstreit«. Doch das alles erhöhte meinen Zwangsdruck noch, da ich nicht allen Leuten da drinnen vertrauen konnte.

Zum Glück wusste ich mir zu helfen, und die anderen Insassen waren dermaßen mit sich selbst beschäftigt, dass tatsächlich niemandem etwas auffiel. Darüber war ich sehr froh, denn damals schämte ich mich noch dafür.

So wusch ich zum Beispiel meine Unterwäsche separat unter der Dusche und lege sie noch nass in meine private Schublade. Da konnte sie leidlich trocknen. Auch mit der gemeinsamen Toilette konnte ich umgehen, da ich sowieso seit Jahren nur noch über Klobrillen schwebte. Ich hatte Oberschenkelmuskeln wie ein Mustang.

Mein Besteck und meine Tasse habe ich immer unter einem Vorwand vor dem Benutzen noch einmal abgespült und so kam ich leidlich zurecht. Ich erinnere mich noch an eine Situation am Abend des Einzuges, als die Betten aufgeteilt wurden. Zwei sollten sich ein Bett teilen, was bei mir durch meine Zwänge nie möglich gewesen wäre. So sagte ich wohl etwas zu schnell: »Aber ich nicht!«, wodurch das Publikum erstmalig dachte, ich sei zickig.

Nun ja, ich fasse kurz zusammen. Insgesamt waren zwölf Wochen *Big Brother* zu absolvieren und ich war acht Wochen dabei. Für mich endete alles etwas früher, da ich vom Publikum einen Monat vor Ablauf des Vierteljahres fröhlichen Containerlebens hinausgewählt wurde. Man sagte mir höflich umschreibend, ich hätte »polarisiert«. Was, wie ich heute weiß, in der Mediensprache bedeutet: Du warst unbeliebt.

Genauso wie es bedeutet, »Gewinner der Herzen« zu sein, dass du maximal einen Mitleidsbonus erntest. Was soll's – ich haderte nicht lange mit dem Schicksal, denn wenigstens hatte man mich wahrgenommen. Allerdings habe ich mir im Nachgang einige allabendliche Zusammenschnitte mal angeschaut und mich dann doch etwas geärgert.

Man hatte bei mir einfach fast alle Situationen weggeschnitten, in denen ich lustig oder gut drauf war, was ja bei mir zu 85 Prozent der Fall ist.

Mich zeigte man stets, wenn ich mich aufregte, ich mich stritt oder über jemand anderen sprach. Letzteres ist in diesem Container unumgänglich, denn es ist dermaßen langweilig in der Hütte, dass dir gar nichts anderes übrig bleibt.

Auch in diesem Punkt hatte ich den Psychostress unterschätzt. Ich bin noch heute der Meinung, dass ein normales Leben und Verhalten unter solchen Bedingungen nicht möglich ist. Deshalb heulen ja auch gestandene Männer, die draußen alle noch verkündeten, sie werden die Bude rocken, nach spätestens drei Wochen Rotz und Wasser.

Gut, also, ich war draußen zu 50 Prozent nicht sonderlich beliebt, hatte aber auf der anderen Seite übertriebene Anhänger. Es gab sogar einen Fanklub der »Hankaner« – kein Witz! Diese hatten mich mal nach Berlin zu einem ihrer Treffen eingeladen und aus Neugierde, was für Menschen das wohl waren, fuhr ich tatsächlich hin. Es war eine nette Bar und die Leute waren überraschend normal, nur ich wirkte irgendwie deplatziert. Ich glaube, mit so viel Realität konnte man dort nicht umgehen. Ich glaube, als ich irgendwann ging, hat das gar keiner mitbekommen.

Womit ich zwar vorher gerechnet hatte und worauf ich eigentlich freudig gespannt war, war mein neuer Bekanntheitsgrad. Doch zuerst einmal hatte ich Angst, denn wenn du nicht allzu beliebt bist und den ersten Monat nur mit Bodyguards herumlatschst, fürchtet man sich vor den Reaktionen auf der Straße.

Aber alles war gut, ein paar hatten sich im Internet ausgetobt und die Geschichte geriet in Vergessenheit. Was aber blieb, war die Bekanntheit. Diese machte mir mehr und mehr zu schaffen. Stellt euch einfach vor, überall in Deutschland kennt man euren Namen. Euren Vornamen – und da es Reality-TV war, dachte jeder, euch privat gut zu kennen.

Auch der natürliche Abstand oder Respekt ging komplett flöten, und so grölten Teenagergruppen meinen Namen über den Markt, verlangten Besoffene zur Party mein Autogramm auf ihrem nackten Hintern und eine Oma am Gemüsestand klammerte sich an mir fest, weil sie sich einbildete, ich wäre ihre Enkelin aus dem TV. Zum Höhepunkt meiner Prominenz bekam ich bei einer Wohltätigkeitsveranstaltung ein Ei an die Birne. Auch meine Familie und Bekannten waren nicht mehr gern mit mir unterwegs. Das Ganze zog sich über zwei Jahre, dann ebbte der Boom zum Glück etwas ab.

Zwei Jahre lang dasselbe Gesprächsthema – ich hatte die Nase gestrichen voll.

Leipzig, ich komme

2001 zog ich von Dresden nach Leipzig, da sich die Baufirma, bei der ich in Dresden arbeitete, erübrigt hatte. Mal wieder verließ ich somit einen Freund, um mit dem nächsten lückenlos in Leipzig weiterzumachen. Heute denke ich, auch das ist in meinem

Leben bisher nicht optimal gelaufen. Ich war einfach fast nie alleine. Fast immer hat ein Freund dem nächsten die Klinke in die Hand gegeben und stets habe ich mich angepasst. Dadurch habe ich mich selbst irgendwie verloren. Oft waren das recht egozentrische, schwierige Typen, die viel Kraft gekostet haben. Ich habe mich immer gefragt, warum mich meine Freunde erwählt haben, da sie im Verlauf der Beziehung oft bewusst oder unbewusst versucht haben, mich kleinzuhalten. Dazu komme ich später noch. Ich weiß auch nicht, warum ich immer wieder bei einem ähnlichen Typ Mann lande. Der Nächste sollte es dann mal endlich zur Abwechslung gut mit mir meinen.

Okay, also mit diesem neuen Freund ging ich jedenfalls nach Leipzig. Seine Mutter hatte ein Immobilienbüro und bat mich, ab und an mal ans Telefon zu gehen.

Das tat ich gern und scheinbar so gut, dass ich bald eine erfolgreiche Mitarbeiterin war.

Doch leider gelang es mir mal wieder nicht, mich in das Team zu integrieren. Das schaffe ich im Übrigen nie – zum letzten Mal war ich in der Schule damit erfolgreich. Die Borgs assimilieren mich einfach nicht (Raumschiff Enterprise mal wieder), ich bin einfach immer zu eckig und kantig für Harmonie. Je mehr ich mich bemühe, mich anzupassen, umso schlimmer wird es für alle Beteiligten. Ich würde von mir behaupten, dass mich das nicht sonderlich stört, aber wahrscheinlich mache ich mir da was vor. Viele Freundschaften entstehen eben auch im Arbeitskreis, und wenn man immer alleine wurschtelt ... Na ja, auf alle Fälle machte ich mich selbständig und arbeite inzwischen seit 2001 als Immobilienmaklerin.

Ich bin damals jobbedingt innerhalb von zehn Jahren wieder fünfmal umgezogen, ohne ersichtlichen Grund. Ich habe einfach immer eine schönere Wohnung entdeckt, die ich unbedingt haben wollte. Pompös, trendig-fetzig, extravagant und stylish, so mussten meine Wohnungen aussehen. Dann holte ich mir jedes Mal die entsprechenden Designermöbel und war wieder für anderthalb Jahre zufrieden. Zu Hause gefühlt habe ich mich in keiner.

Ich habe diese Wohnungen dekoriert, wie ich mich selbst in Szene setzte. Hauptsache, die Außenwelt sagte, Wow, die hat's gepackt! Ich verdiente damals gutes Geld, und nachdem ich dann auch noch mein Lieblingscabrio fuhr und meine goldene Gucci-Uhr unter meinem Boss-Jackett hervorblitzte, schlitterte ich mit einem Affenzahn in eine Burn-out-Störung vom Feinsten.

Mir war alles egal, ich fühlte mich völlig leer, hatte alle Inhalte und jeden Sinn verloren. Ich fühlte mich wie eine gut funktionierende Puppe und empfand mich immer seelenloser. Früh gingen mir immer Gedanken durch den Kopf wie: »Ich wasche die Puppe, ich kämme die Puppe ...«

So lebte ich bis circa 2002, abgesehen von gelegentlichen kleinen Ausflügen in die Naturheilpraxis, ohne Hilfe von außen. Obwohl es ein ständiger Kampf war und ein ewiges kräftezehrendes Auf und Ab, wollte ich es nicht wahrhaben. Mir kam es so vor, als würde es in diesem Moment amtlich und zur Wahrheit, dass ich tatsächlich nicht normal war und dass ich ein ernsthaftes Problem mit meiner Psyche hatte. Zuvor habe ich mir immer einreden können, das sei eben Teil meiner schwierigen Persönlichkeit. Eigentlich komisch, dass man lieber bei dieser Variante zu bleiben neigt, als auch vor sich selbst und anderen zuzugeben, dass man eine Fehlsteuerung im Hirn hat. Ich hatte die Befürchtung, ich würde mich irgendwie aufgeben, Schwäche zeigen. Außerdem wollte ich mein Leben nicht in fremde Hände geben. Aber zum Schluss ging es nicht mehr anders. Ich konnte mir nichts mehr vormachen. Mein Leben war absolut im Ungleichgewicht und voll mit verschiedenen täglichen Zwangshandlungen. Dazu noch der Burn-out – ich hatte mich in eine Sackgasse manövriert.

Eines Tages sprach mein Arzt des Vertrauens, welchen ich, meiner Hypochondrie gehorchend, inzwischen bereits vierteljährlich aufsuchte, ein Machtwort und sagte mir klipp und klar:

»Sie brauchen professionelle Hilfe.« Er griff auch sofort zum Telefon und organisierte mir einen Termin bei einem sehr guten Psychotherapeuten.

Das war der Startschuss für meine erste Therapie.

Die tiefenpsychologische Therapie

Der Therapeut hatte seine Praxis in einem großen Klinikum in Halle. Ich war damals eine erfolgreiche Maklerin, die noch an der typisch oberflächlichen Pseudowelt mit all ihren Statussymbolen aktiv teilnahm. Und so kam ich zur ersten Sitzung mit meinem Cabrio angerauscht und pflanzte mich in meinen Markenklamotten in den Behandlungssessel. Hier wurde ich als Erstes mit einer Frage konfrontiert, die, wenn sie nicht als oberflächlicher, flacher Konversationseinstieg daherkommt, ganz schön schwer zu beantworten ist. Die einfache Frage lautet: Wie geht es Ihnen?

Diese Frage stellte zwei Jahre lang den Einstieg in jedes Therapiegespräch dar. Er war ein Spezialist für Tiefenpsychologie und somit kümmerte er sich vordergründig um die aktuelle Variante des Typus Mensch, die vor ihm sitzt.

Aufgabe der Tiefenpsychologie ist es, den Hilfesuchenden selbst entdecken zu lassen, wer man eigentlich wirklich ist, was man braucht und mag, was man will und wo man sich aktuell befindet.

Klingt so lapidar und wird doch in der heutigen Zeit dermaßen existenzbedrohend vernachlässigt.

Die Tiefenpsychotherapie soll den Patienten in der aktuellen Zeit festigen, lebensfähig machen und diesen Status halten. Sie befasst sich wenig mit der Vergangenheit, sondern vordergründig mit Gegenwarts- und Zukunftsstabilisierung.

Durch diese Behandlung habe ich tatsächlich zu mir gefunden.

Früher, im Osten, haben wir uns immer lustig darüber gemacht, wenn jemand aus den alten Bundesländern im Fernsehen davon sprach, sich selbst finden zu müssen. Wir konnten überhaupt nicht verstehen, wo sich diejenigen denn verloren hatten. Nun war ich selber Opfer dieses Phänomens geworden, natürlich aber auch durch meinen Lebensstil. Ich habe mich immer treiben lassen und habe nie selbst entschieden, was ich wirklich will. Geld, Eitelkeit und Ablenkung der falschen Art hatten mich selbst ins Aus manövrieren lassen, wie im Märchen hatte ich einfach den falschen Weg gewählt. Kennt jemand das Märchen »Feuer, Wasser und Posaunen«? Waaaaasja! … Aljonuschkaaaaa! …

Nach diesen zwei Jahren wusste ich zwar immer noch nicht, was ich wollte, aber wenigstens ganz genau, was ich *nicht* wollte. So veränderte ich kategorisch meine Lebensführung, verringerte drastisch meine Lebenshaltungskosten, hörte auf, mir diese sauteuren Klamotten zu holen, die mir eh nichts mehr bedeuteten, wenn sie im Schrank hingen, und mietete eine kleine, preiswerte und trotzdem sehr hübsche Wohnung. Ich gab mein Leasing-Cabrio zurück, das mir eh viel zusätzlichen Druck verursacht hatte, und fuhr das kleine rote Auto meiner Familie, was zur Abwechslung mal nichts kostete, und genoss ein ganz neues Gefühl von Freiheit.

Ich arbeitete also weniger, verdiente auch deutlich weniger Geld, reduzierte meine Ansprüche und hatte auf einmal mehr Zeit und Lebensqualität.

Mit dem Geld macht man sich eh nur was vor. Ich bin kein Zahlenmensch. Ob das die Zeit, mein Alter oder meinen Kontostand betrifft.

Beim Alter lüge ich, bis die Natur ihr Veto einlegt ... Kontostand, pah, solange die Karte noch zieht, ist alles okay, na ja, und Thema Zeit, wer mich kennt, weiß, dass ich zwar nett bin, aber chronisch unpünktlich. Auch den äußerst legeren Kleidungsstil, den man noch heute von mir kennt, legte ich mir damals zu.

Das passiert auch durch Psychotherapie: erkennen und das Leben verändern, um die Voraussetzungen für einen Heilungsprozess zu schaffen.

Findungsphase im Alleinflug

So lebte ich einige Jahre ganz gut, wenn auch bei Weitem nicht beschwerdefrei vor mich hin. Die Zwänge waren leider noch da, aber mir persönlich ging es um einiges besser. Viel mehr Zufriedenheit, viel weniger Druck, viel weniger Zwangsgrübeln und Trauer, dafür Natur und mehr Lachen. Dann wollte ich noch einmal auf eine andere Art den Kampf aufnehmen.

Zuerst machte ich wieder einmal einen Fehler, der mich etwas zurückwarf. Ich hatte erfahren, dass eine Heilpraktikerin durch Teilhypnose Zwänge vertreiben könne. Das war mir zwar nicht ganz geheuer, dennoch probierte ich es aus. Ich mache es mal kurz – das war nix. Die Hypnose empfand ich als extrem unangenehm, da ich die Heilpraktikerin gar nicht richtig kannte und diese auch sehr dominant war.

Trotzdem werde ich das mit der Hypnose erneut versuchen, da ich durch einen Bekannten, der das deutlich erfolgreicher ausprobiert hat, erfahren habe, dass es da einen Spezialisten gibt, der wirklich helfen kann. Ich werde es ausprobieren und davon berichten.

Grundsätzlich kann man sagen, dass es ratsam ist, sobald man an sich selber Verhaltensauffälligkeiten wahrnimmt, als Erstes zu seinem Hausarzt zu gehen und mit ihm ehrlich darüber zu sprechen. Je eher die Zwangsstörungen behandelt werden, umso besser sind die Heilungschancen. Die Ärzte von heute sind für dieses Thema sensibilisiert und können gute Therapeuten in der Nähe empfehlen. Denn Therapeuten schießen wie Pilze nach dem Regen aus der Erde, was auch ein eindeutiges Indiz für die Ausbreitung psychischer Störungen in unserer Zeit ist. Sogar in meiner kleinen Wahlheimatstadt bin ich vor einem Monat am Werbeschild einer Psychotherapeutin vorbeimarschiert.

Das Wichtigste bei der Wahl eines Therapeuten ist der Fakt, dass die Chemie zwischen beiden stimmen muss. Man muss sich dessen bewusst sein, dass man viel Zeit miteinander verbringen wird und dass man dem Therapeuten vertrauen muss. Bei einem meiner ersten Versuche habe ich das falsch gemacht.

Die ältliche Dame wirkte wunderlich und schrullig und auch die Einrichtung ihrer Praxis entsprach diesem Bild. Dann setzte sie sich mir gegenüber und lächelte mich freundlich unter ihrer schwarz gefärbten Turbanfrisur an. In dem Moment wusste ich, das wird wohl nichts.

Auch einige andere Versuche schlugen fehl, da es wirklich unabdingbar ist, sich in der Gesprächssituation wohl, und sicher zu fühlen.

Nach der erfolgreichen tiefenpsychologischen Behandlung lebte ich nach den diversen Versuchen mit anderen Methoden erst einmal wieder ohne professionelle Unterstützung mein Leben weiter. Es ging mir fühlbar besser. Das heißt, es ging mir als Mensch und im Leben besser.

Ich lernte meinen Freund Pierre kennen, da ich keine Mauer mehr um mich baute, sondern Nähe wieder zulassen konnte. Doch die Zwänge waren leider noch immer da.

Als ich am Anfang so wahnsinnig verliebt war, traten sie kurz in den Hintergrund, aber mit der Zeit kamen sie wieder. Somit hatte mein Leben zwar an Qualität gewonnen, doch meine Plagegeister waren noch da. Der Kontrollzwang verlor etwas an Intensität, dafür wurde der Waschzwang schlimmer. Die Hypochondrie trat leicht in den Hintergrund und brauste nur noch an Feiertagen auf.

Auch das ist übrigens typisch für unsere Dämonen, dass sie uns vor allem die Tage verderben wollen, auf die man sich richtig freut. Also Urlaub, Weihnachten, Ostern.

Zweiter Anlauf

Ausschlaggebend für meinen zweiten Anlauf in Richtung Psychotherapie war ein Besuch bei meiner Frauenärztin, die ich bat, mich irgendwie um meinen Schlüppi herum zu untersuchen, da ich diesen heute nicht ausziehen konnte. Ich hatte auf dem Weg zur Ärztin an meinen geliebten Gummistiefeln eine undichte Stelle am Fuß bemerkt, denn es regnete und er wurde nass. Das bedeutete natürlich extreme Kontaminationsgefahr für den Fuß, welchen ich so auf keinen Fall durch meinen Slip ziehen konnte.

Ich erklärte der Ärztin das so, und sie empfahl mir daraufhin ohne Umschweife eine gute Psychiaterin in der Psychoklinik in

Leipzig. Hier wurden mir auch erstmalig die richtigen Psychopharmaka verschrieben.

Zuvor hatte ich auch schon verschiedentlich Bekanntschaft mit dieser Art Medikation gemacht, aber zum Teil mit keinen guten Erfahrungen. Diese Medikamente haben eine Einstellzeit (Zeit, die der Körper benötigt, um das Medikament einzuordnen) von ungefähr vierzehn Tagen, die echt schwierig sind.

Einmal hatte ich eine Tablette genommen, die bewirkte, dass ich mich wie ein Zombie fühlte, der seelenlos in einer Gummiblase die anderen beim Leben beobachtete. Gut, ich gebe zu, Angst und Zwangsgedanken hatte ich wirklich nicht mehr, aber die habe ich auch nicht, wenn mich einer mit dem Gummihammer in die Ohnmacht wummst.

Dann wurde mir mal ein Saft verschrieben, dessen Einnahme ich, so weit es ging, herauszögerte. Ich hatte Angst vor der Wirkung und stellte ihn auf eine Kommode. Leider hatte ich damals einen recht verantwortungslosen Freund, mit dem ich teilweise auf der Technowelle surfte. Ich hatte ihn mehrfach gewarnt, dem Saft nicht zu nahe zu kommen.

Eines Abends nervte ihn dieses Tabu dermaßen und auch die halbe Flasche Jägermeister zeigte ihre Wirkung, sodass er provokant den Deckel der Flasche abdrehte und, um mich zu ärgern, einen großzügigen Schluck von der Medizin nahm.

Ab diesem Moment saß er ungefähr zwei Tage bewegungslos auf meiner Couch, mit tellergroßen Pupillen und einem leicht erstaunten Ausdruck im Gesicht. Ich hatte ihn schon fast als Einrichtungsgegenstand akzeptiert, als die Starre langsam wieder nachließ und er ins Leben zurückkam. Aber natürlich ist damit auf keinen Fall zu spaßen.

Wichtig ist, dass man sich diese Medikamente wirklich von Fachärzten verschreiben lässt und sich auch während der Dauer der Einnahme begleiten lässt. Man sagt im Allgemeinen, dass diese Medikamente wenig Nebenwirkungen haben, denn man muss sie ja über einen längeren Zeitraum nehmen. Ich nehme seit circa fünf Jahren 30 mg Citalopram täglich und komme damit sehr gut zurecht. Das Medikament hilft dabei, die Stimmungsschwankungen auszugleichen, und lässt einen relaxter durch den Tag kommen.

Bitte keine falsche Scheu vor Medizin in diesem Bereich, sie stellt wirklich eine Hilfe dar und erleichtert einem vieles. Macht es euch nicht so schwer, sondern greift zu jeder erdenklichen Unterstützung.

So hatte ich denn einen Zustand erreicht, in dem ich mich leidlich stabil und hinlänglich zufrieden fühlte. Mein Leben hatte an Stabilität gewonnen und bot mir einen gewissen Halt.

Ich war und bin Maklerin in Leipzig und hatte mir auch hier einen Namen gemacht.

Irgendwann, ich glaube, es war 2009, bekam ich einen Anruf von einer TV-Produktionsfirma, die fragte, ob ich Interesse hätte, an einer Fernsehsendung namens *mieten, kaufen, wohnen* teilzunehmen.

Anfänglich hatte ich berechtigte Scheu, denn ich hatte ja im TV bereits Jahre zuvor einmal »polarisiert«. Auch die TV-Firma bekam das irgendwann mit und war nicht sonderlich begeistert davon.

Trotz aller Bedenken kamen wir zusammen und starteten ein bis heute erfolgreiches und beliebtes TV-Format. 2012 verließ ich Leipzig als Wohnort und zog nach Sachsen-Anhalt in meine geliebte Wohnung im Wasserschloss.

Da hier meine Schwester samt Schwager in direkter Nachbarschaft wohnt und wir gemeinsam auch noch unsere Mutti mit ins Schloss geholt haben, habe ich hier endlich ein richtiges Zuhause gefunden, nach langen Jahren der Wanderung. Meine Mutti wohnt natürlich in einer eigenen Wohnung.

Von meinem langjährigen Freund Pierre habe ich mich inzwischen getrennt.

Warum ich Gummistiefel mag ...

Wann ich damit begonnen habe, Gummitreter an den Füßen zu tragen, kann ich gar nicht mehr sagen. Das bedeutet nicht, dass das so lange her ist, sondern dass ich es einfach wirklich nicht mehr sagen kann. Ich glaube, es könnte mal bei einem meiner zahlreichen Versuche, reiten zu lernen, gewesen sein. Jawohl, hier möchte jemand erzählen, dass er reiten kann. Aber um der Wahrheit die Ehre zu geben, kann ich zwar ganz gut auf dem Pferdchen sitzen und auch die verschiedenen Gangarten und Richtungswechsel beherrsche ich, doch wenn Trainer und Leitstute außer Sicht sind, geht Pferdchen samt Hanka auf dem Rücken in den Stall was fressen. Zum Reiten braucht man auf jeden Fall die entsprechenden Stiefel, und mithilfe dieser Stiefel habe ich festgestellt, dass Gummistiefel nicht immer klobig und unelegant sein müssen. Ich stellte mit Freude fest, dass diese leicht, formschön und absolut praktisch sind. Zudem machen sie einfach alles mit und halten ewig. Schuhe sollen in meinem Fall die Garanten dafür sein, dass man in jeden Laubhaufen hüpfen, durch jede Wiese stapfen und durch jeden Wald stromern kann. Den Trend vieler weiblicher Geschöpfe, Schuhe zu sammeln und wie Trophäen mitten in der Wohnung in Regalen zu präsentieren, kann ich nicht richtig nachvollziehen. Höchstwahrscheinlich fehlen mir da weibliche Gene. Dann ist es natürlich ein äußert günstiger Nebeneffekt für meine Zwangsstörung, dass man Gummistiefel beim An- und Ausziehen nicht unbedingt berühren muss. Wie wackere zuverlässige Kumpel stehen sie vor meiner Tür und warten geduldig darauf, dass ich reinschlüpfe. Mittlerweile bin ich sehr geschickt darin, beides ohne Mithilfe der Hände zu tun. Da ich ja Angst vor dem Boden habe, würden mir andere Schuhe Probleme bereiten. Besonders hinterherschleifende Schnürsenkel oder ähnliche Kleinigkeiten mit Bodenkontakt fallen leider durch mein Auswahlraster. Ich habe Gummistiefel einfach super gern und möchte nicht auf meine Gummifreunde verzichten. Für alle, die jetzt das Thema Käsefüße ins Feld führen möchten – nein, habe ich nicht. Zum einen von Natur aus nicht und zum anderen sind viele dieser Modelle atmungsaktiv und entsprechend gefüttert. Zudem muss ich an dieser Stelle auch noch einige andere enttäuschen – nein, ich habe keinen Fetisch, aber Verständnis für vieles. Lustigerweise sind die Gummistiefel fast ungewollt mein Markenzeichen geworden. Mir soll's recht sein. Ich stehe gern dazu.

Face to Face, meine dritte und bis dato letzte Therapie

Durch meine Arbeit im TV habe ich meinen aktuellen Psychotherapeuten Harald kennengelernt. Das ist im Übrigen auch der Grund dafür, dass wir uns duzen, was bei einer Psychotherapie nicht unbedingt förderlich ist, da die private Nähe vermieden werden sollte. Doch wir waren nun einmal beim Du, und es erschien uns albern, wieder zum Sie zurückzukehren.

Die menschliche Seite stimmte auf Anhieb und er war auch so freundlich und hat mich gleich in seinen Therapieplan eingegliedert.

Da ich ihm von Anfang an vertraute und mein psychischer Zustand definitiv noch deutlich verbesserungswürdig war, entschloss ich mich, gemeinsam mit ihm den Kampf gegen die Zwänge erneut aufzunehmen. Er ist Spezialist für Verhaltenstherapie, eine Therapieform, die massiv an die Zwangshandlungen herangeht, deren Ursachen gemeinsam mit dem Betroffenen analysiert und die Störung genau erklärt. (Siehe dazu auch den nachfolgenden Abschnitt über Konfrontationstherapie.)

Bei der Bekämpfung von Zwangsstörungen wird von Fachleuten empfohlen, auf der Grundlage einer stimmigen Persönlichkeit, das heißt optimalerweise im Vorfeld, eine tiefenpsychologische Therapie und dann die Verhaltenstherapie in Kombination mit gezielter Medikation durchzuführen. Aber auch wer die Medikamente scheut, ist in einer Konfrontationstherapie bestens aufgehoben, da sie im Kampf gegen Zwänge sehr Erfolg versprechend ist.

Innerhalb der Verhaltenstherapie/Konfrontationstherapie wird der Hilfesuchende direkt mit seinen Ängsten konfrontiert und muss seine Ängste und deren Symptome so lange aushalten, bis er merkt, dass die Angst auch ohne Zwangsrituale von allein wieder weggeht und dass einem dabei nichts passiert.

Das ist ein Prozess, bei dem das Gehirn wieder umgepolt wird und die schlechten Gefühle von guten, neuen Erfahrungen quasi überschrieben werden. Bei den Ursachen der Zwänge wird auch die Vergangenheit durchleuchtet und eventuelle traumatische Erlebnisse aus ihrer Verdrängung geholt. Hier konnte ich zum ersten Mal über den Verlust meines Vatis richtig weinen und wollte gar nicht mehr aufhören. Der Tränenstrom konnte kaum gebändigt werden.

Seitdem ist mein Vati wieder bei mir und ein ganz, ganz wichtiger Bestandteil meines Lebens. Auch Träume und andere Signale aus dem Unterbewusstsein werden analysiert. Diese Therapie hat mich einen riesigen Schritt nach vorn gebracht. Heute bin ich wirklich zufrieden und dankbar für mein Leben.

Die Zwänge sind nicht mehr dominierende Tagesaufgaben, sondern lästige Begleiterscheinungen. Ich habe Wege gefunden, mit ihnen umzugehen.

In diesem Jahr will und muss ich mich noch mehr der Konfrontationstherapie stellen. Denn vielleicht ist es ja doch möglich, den einen oder anderen Zwang weitestgehend zu verabschieden.

Drückt mir die Daumen.

An dieser Stelle einfach mal ein Witz zum Thema Zwang ... oder Angst vor der Angst, weil Lachen den Dingen etwas von ihrer Schwere nehmen kann:

Ein Mann fährt im Zug von Leipzig nach Berlin.

Er beobachtet, wie ein Mitreisender aller zehn Minuten aufsteht, das Fenster öffnet und aus einer Tinkturflasche ein paar Tropfen rausschüttelt. Nachdem er fünfmal diese Prozedur mitangesehen hat, fragt der Mann den Mitreisenden: »Wieso machen Sie das?« Da sagt der Mitreisende: »Das ist gegen die Elefanten!« Daraufhin der Mann: »Na, aber hier gibt es doch gar keine Elefanten!« Darauf der Mitreisende: »Da können Sie mal sehen, wie gut das wirkt!«

Die Konfrontationstherapie

Diese Form der Verhaltenstherapie kann unsere Zwänge und Ängste tatsächlich vertreiben.

Die Konfrontationstherapie verfügt über verschiedene Behandlungskonzepte, die auf die jeweiligen Angststörungen abgestimmt sind. So kann in jedem einzelnen Fall gezielt therapiert werden. Dabei erreicht diese Form der Therapie eine unglaubliche Erfolgsquote von über 80 Prozent.

Die Angstbehandlung erfolgt dabei in folgenden Schritten:

1. die Planung der Therapie
2. die Bearbeitung der Ängste und damit ihre Überwindung
3. die Verfestigung des Gelernten im Alltag

Wie funktioniert die Konfrontationstherapie?

Obwohl diese Therapie individuell auf den jeweiligen Patienten abgestimmt wird, gibt es bestimmte Punkte, die bei fast allen Erscheinungsformen der Zwangsstörungen zum Tragen kommen.

Als Erstes geht es darum, dass der Patient gemeinsam mit dem Therapeuten die Bedeutung der Angststörung klärt, um deren Ursache ausfindig zu machen. Dieser Analyseteil kann einige Zeit in Anspruch nehmen, ist aber der Grundstein dafür, die Entstehung der eigenen Ängste zu verstehen.

Man sollte hierbei unsinnige Schuldzuweisungen vermeiden. Durch das Erkennen der Ursachen macht man den Zwang für sich selbst verständlich. Das entmystifiziert diesen auf eine erleichternde Weise.

Durch diese klärende Ursachenforschung kann man nun dazu übergehen, gemeinsame Ziele der Psychotherapie festzulegen.

Am Ende dieses Therapieteils hat man für sich geklärt: Was will ich erreichen? Wie will ich leben? Und wie realistisch ist die Erreichbarkeit dieser Ziele? Oft stellt man mit wohltuender Erleichterung fest, dass man es schaffen kann, sie zu verwirklichen. Gemeinsam mit dem Therapeuten wird man Schritte tun, die einen genau dorthin führen, wo man landen möchte. Diese beruhigende Erkenntnis gibt einem Mut und Hoffnung und verändert in den meisten Fällen die Selbstbewertung und Selbstwahrnehmung zum Besseren, sodass die bis dato schwächende Angst eine geringere Angriffsfläche hat. Man beginnt, sich etwas wohler in seiner Haut zu fühlen. Begleitend können Entspannungsübungen und ablenkender Sport hilfreich sein.

Das Schwierigste am vernetzten Konstrukt einer Zwangsstörung sind unter anderem die sich selbst bedingenden und verursachenden Teufelskreise. Diese Teufelskreise werden unter anderem durch die Vermeidung der Situationen, die die Ängste auslösen, in Gang gesetzt.

Das heißt, man versucht, den unangenehmen Gefühlen und den körperlichen Symptomen der Angst aus dem Weg zu gehen, diese einfach weiträumig zu umfahren. Da man sich der Angstsituation nicht aussetzt oder aber versucht, die Angst durch ritualisierte Zwangshandlungen zu verringern, erhält man sie aber erst recht am Leben und lässt sie größer werden. Man erkennt, dass man der Angst anders entgegentreten muss, um ihr den Nährboden zu entziehen. Der Teufelskreis der Angst vor der Angst muss durchbrochen werden. Man muss sich seiner Angst bewusst stellen und gemeinsam mit dem Therapeuten durchleben, die Symptome aushalten, um zu verstehen – das ist der Weg, die Angst zu bekämpfen. Denn diese wird dann von allein gehen.

Aus diesem Grund ist die Konfrontationstherapie eine der wirksamsten Methoden der Verhaltenstherapie. Psychologen haben herausgefunden, dass es eine sogenannte Habituation gibt. Verständlich ausgedrückt, heißt das: Wenn ich mich meiner Angst stelle, wird es erst mal ziemlich unangenehm. Aber wenn ich es durchhalte, gibt mein Körper irgendwann auf. Denn nicht mal der durchtrainierteste Körper schafft es lange, den Stress, den die Angst auslöst, aufrechtzuerhalten. Irgendwann ist einfach nicht mehr genug Power da, um Tonnen von Adrenalin auszuschütten, die Atmung zu beschleunigen, die Schweißdrüsen zu aktivieren etc. Wenn man das geschafft hat, ebbt die Angst ab, bis es sie nicht mehr gibt. Der Körper und der Kopf machen diese Erfahrung und speichern sie mit der Zeit ab, sodass unsinnige Angst und Panik immer kleiner werden, bis sie hoffentlich eines Tages ganz verschwinden.

Das bedeutet also für mich, dass ich zum Beispiel meinen Schlüsselbund auf den Fußboden lege und danach in die Hosentasche packe. Jetzt würde die Panik in mir ausbrechen, die scheinbar für mich nur durch Entfernung des Schlüsselbundes und durch das schnellstmögliche Wechseln der Hose besiegt werden kann. Schreien, Erstarren, Weinen, Herzrasen, Horrorszenarien heraufbeschwören, Mundtrockenheit – all das würde irgendwann wieder aufhören und man würde feststellen: Hey, ich lebe noch! Diese guten Erfahrungen würden mit der Zeit, Schritt für Schritt, die schlechten unsinnigen Gedanken überlagern und den Hirnbotenstoffen den richtigen Weg zeigen.

Das klingt nun alles ganz logisch und Erfolg versprechend. Ist es auch zu hundert Prozent – oder besser gesagt –, wäre es auch, wenn man nicht Gefahr laufen würde, sich dabei mal wieder selbst im Wege zu stehen. Diese beschriebenen Expositions- oder auch

Konfrontationsübungen sind zugleich das wirksamste, aber auch das schwierigste Element in der Therapie. Deshalb sollte man damit sehr vorsichtig umgehen und es auch anfangs nur mit aktiver Mithilfe des Therapeuten durchführen. Wichtig dabei ist, ganz kleine Schritte zu gehen, da die akute Gefahr besteht, sich zu überschätzen und sich mit zu großen Aufgaben zu überfordern. Ich habe es schon mehrfach falsch gemacht und saß dann zitternd zu Hause an meinem Küchentisch mit dem Gefühl, dass die Hand, mit der die »böse« Tasche angefasst wurde, langsam abstirbt. Sie wurde immer kälter und gefühlloser, als ob sie kein Teil meines Körpers mehr wäre. Ich fühlte mich wie in Trance, aber nicht auf angenehme Weise. Ein bestimmter Teil meines Gehirns hatte einfach auf Durchlauf geschaltet. Aufwachen hätte bedeutet, mich der Angst und der Situation zu stellen. Ich war entsetzt über diesen Zustand, da ich nicht mit dieser heftigen körperlichen Reaktion gerechnet hatte. Jetzt hatte ich erst recht Angst vor weiteren Konfrontationen.

Also, erst mal ganz kleine Herausforderungen wählen und die darauf folgende Panik betreut abwarten, die körperlichen Symptome aushalten und zeitgleich gemeinsam auswerten und danach so lange warten, bis wieder Ruhe eintritt und der Körper sich beruhigt. Man kann nämlich die lästigen unsinnigen Gedankenketten leider nicht löschen, aber man kann sie definitiv überschreiben. Auch das ist ein längerer Prozess, der allerdings je nach Intensität recht schnell erste Erfolge zeigt.

Okay, also noch mal im Klartext …

Konfrontationstherapie ist super, hilft ganz bestimmt – ist aber auch schwierig. Deshalb bitte nur in professioneller Begleitung durchführen. Allein oder mit einem Freund, Partner oder Familienmitglied ist die Gefahr des Scheiterns zu groß und dann demotiviert man sich und seine Mitmenschen schon wieder. Was wir brauchen, sind Erfolge.

Ich selber bin leider in diesen Konfrontationsübungen wahrlich nicht gut, da ich mich drum herum schummele, wo ich nur kann. Ich wehre mich mit List und Charme und leider auch mit Händen und Füßen dagegen, wenn man es von mir verlangt. Nun – die Einzige, der ich damit schade und die ich belüge, bin natürlich ich selbst. Aber bald habe ich wieder Kraft und werde den Kampf erneut aufnehmen.

Ich habe schon mehrfach ernsthaft überlegt, mal vierzehn Tage in eine Klinik zu gehen. Dort hat man keine Ablenkung und wird beaufsichtigt und kann nicht schummeln. In Halle gibt es zum Beispiel ein Institut, das sich auf diese Therapieform spezialisiert hat. Diese Institutionen sind häufig deutschlandweit vernetzt, also gibt es sie auch ganz sicher in eurer Nähe. Informiert euch im Internet – gebt das Stichwort »Zwangsstörung« ein und holt euch Unterstützung. Viele Betroffene berichten dort von ihren Leiden und geben wertvolle Tipps und Erfahrungen weiter. Aus zuverlässiger Quelle habe ich erfahren, dass diese konzentrierten Behandlungen extrem Erfolg versprechend sind. Man muss es ja keinem sagen. Seinen Kollegen teilt man mit, man fährt in den Urlaub, und segelt dabei schnurstracks in eine neue Lebensqualität. So erholt seid ihr bestimmt bis dato noch nie nach Hause gekommen.

Nun ist es so, dass in meinem Fall einige behaupten, mein Leidensdruck sei noch nicht stark genug, sonst hätte ich schon lange nach diesen etwas drastischeren Mitteln gegriffen. Das ärgert mich stets, da diese Menschen bestimmt nicht einschätzen können, wie groß der Leidensdruck ihres Gegenübers gerade ist. Meistens nehmen diese Menschen solche Worte als Einleitung, um von sich selbst erzählen zu können. Es ist durchaus ein Unterschied, ob man einmal die Woche einen Therapeuten aufsucht oder ob man sich selbst in eine Klinik einweist. Auch wenn es nur für vierzehn Tage ist. Ich denke, dass auch das Kräftereservoir der Menschen unterschiedlich ist. Manche haben mehr Power im Depot, um den täglichen Kampf auszuhalten. Obwohl es in diesem Fall nicht unbedingt von Vorteil ist, denn je länger man alleine dagegen ankämpft, umso tiefer graben sich die Zwänge ein.

In meinem Fall ist und war es leider immer so, dass meine Charakterprägung, für die ich normalerweise sehr dankbar bin, mir über viele kritische Momente hinweghilft, in denen andere vielleicht ihrer Umwelt signalisieren, dass sie Hilfe brauchen. Bei mir gilt im Krisenfall hier mal ein Witzchen, da mal ganz locker drüber weggeplaudert, und schon habe ich mich mal wieder durchgeschummelt.

Hilfe, Polizei ...!

Mein letztes Auto, ein niedlicher roter Kleinwagen, hat mich stets sicher von A nach B transportiert und ich mochte ihn wirklich gern. Nun begab es sich zu irgendeiner Zeit, dass ich Angst vor meinen Papieren, sprich Personalausweis und Führerschein, bekam, welche ich sodann in den Kofferraum meines lieben kleinen Autos verbannte. Wir fragen an dieser Stelle bitte mal wieder nicht nach Sinn, Logik und Sonnenschein. Ab diesem Moment jedenfalls war der Kofferraum für mich hochgradige Quarantänestation und damit absolute Sperrzone. Niemand durfte ihn öffnen oder gar benutzen. Wie oft klagte mir meine Schwester von der Rücksitzbank aus – beladen mit Einkaufstüten, Grillkohle und Blumenerde – ihr Leid. Aber letztendlich ging es um deren Sicherheit, denn vom bösen Kofferrau ging ja schließlich die größte Gefahr aus. Bitte enthalten Sie sich eines Kommentares …

Okay, also, eines schönen, sonnigen Tages fuhren mein Auto, mein gefährlicher Kofferraum und ich in sportlichem Tempo direkt in eine Polizeikontrolle. Nachdem ich, mich meinem Schicksal ergebend, scheinbar verblüfft angehalten hatte und aus dem Auto gehüpft war, trat ein forscher Polizist samt Kollege auf mich zu und verlangte frisch: »Guten Tag. Meine Name ist Polizeiobermeister Soundso, bitte Personalausweis und Führerschein!«

Tja, Houston, wir haben ein Problem!

Da das auch noch eine Stresssituation war und unter Stress gleich gar nichts geht, blieb mir nichts weiter übrig, als dem netten Beamten mitzuteilen, die betreffenden Papiere befänden sich in meinem Kofferraum. Seiner nachvollziehbaren Bitte, ich solle sie doch rausholen, leistete ich jedoch nicht Folge. Ich erklärte ihm, dass ich Angst vor meinem Kofferraum hätte und das deswegen nicht könne. Fast habe ich gehofft, er ruft in der Klappse an und lässt mich, in Weiß gewandet, abführen. Aber was geschah? Er sah mich prüfend an, ich lächelte dämlich und er holte tatsächlich selber die Papiere unter dem Reserverad aus dem Kofferraum und verstaute diese auch wieder nach meinen Bedürfnissen. Eigentlich ja echt supernett, freundlich, verständnisvoll und hilfsbereit. Aber wer weiß, vielleicht wäre der andere Weg für mich ja besser gewesen.

Analyse meines Therapeuten zu dem Thema

An dieser Stelle möchte ich Harald, meinen Therapeuten, zu Wort kommen lassen. Ich habe mittlerweile eine langjährige Beziehung zu ihm aufgebaut und denke, es ist wichtig, seine fachmännische Einschätzung zu den Fortschritten meiner Konfrontationstherapie zu hören.

Der Fall Hanka R.:

Natürlich kannte ich Hanka schon aus der Sendereihe von Vox, in der ich sie als erfrischende, lustige und authentisch wirkende junge Frau wahrnahm. Dass sie schon ein Jahrzehnt vorher bei *Big Brother* im Container gelebt hatte, hatte ich nur am Rande wahrgenommen. Aus einer ersten kurzen Begegnung wurde ein Drehtag für *mieten, kaufen, wohnen*, bei dem die Phobien und Zwänge sowie mögliche Interventionen die Klammer sein sollten. Schon während des Drehs wurde schnell klar, dass die Kontaminationsängste und die daraus resultierenden Zwänge wahrhaftig nicht gespielt waren.

Nach den Aufnahmen übergab ich ihr meine Karte mit dem Hinweis, dass es gut wäre, diese Symptome und deren Ursachen therapeutisch anzugehen. Wir vereinbarten einen ersten Termin.

In der ersten Therapiesitzung wirkte Hanka einerseits aufgeregt und hibbelig, wahrscheinlich war die Aufregung bezüglich der Therapie doch größer als erwartet, andererseits aber auch sprudelnd und erleichtert, endlich die Probleme auf den Tisch packen zu können und offen darüber zu reden. Auch in den nachfolgenden Sitzungen war es gar nicht nötig, viele Fragen zu stellen, es floss nur so aus ihr heraus. Dabei wurde immer wieder deutlich, dass ihr die verschiedenen Ebenen des Umgangs mit den Ängsten sehr bewusst waren. Nach außen und in der Öffentlichkeit überspielte sie viel, erklärte zum Beispiel das Nicht-die-Hand-Geben mit kleinen Notlügen wie »Ich bin erkältet«. Oder sie gestaltete die Szene von vornherein so, dass das Händegeben gar nicht mehr notwendig wurde (zu spät kommen und dann hektisch starten). Diese Fassaden haben wir alle, natürlich ist es immer die Frage, wie viel wir dahinter »verstecken« wollen, wie viel verdeckt sein soll. Bei ausgeprägten Ängsten und daraus resultierendem Zwangsverhalten bedeutet das natürlich einen enormen Aufwand, was Hanka jedoch durch ihre eloquente und witzige Art recht gut gelang. Sollte doch mal jemand hinter die Fassade schauen und das merkwürdige Verhalten hinterfragen, so war Hanka zu der Taktik übergegangen, ein bisschen zu zeigen, ohne sich vollständig zu entblößen. So gab sie kurz zu, dass es ihr »Tick« sei, niemandem die Hand geben zu können. Sie ging jedoch kaum in die Tiefe und erklärte auch nicht die dahinterstehenden Ängste. Diese legitime Form des Umgangs mit den Ängsten ermöglichten ihr ein fast uneingeschränktes Alltagsleben, hielten die Ängste aber auch gleichzeitig aufrecht.

Innerhalb der Familie und bei engen Freunden öffnete sie sich mehr und legte die zugrunde liegenden Ängste offen. Gleichzeitig warb sie für Verständnis und Unterstützung, sodass sie auch im familiären Umfeld das Vermeidungsverhalten (also die Zwangshandlungen, die die Ängste ja stabilisieren) weiter aufrechterhalten konnte. Die Familie wurde teilweise in die Rituale miteinbezogen, was zunächst auf Verständnis, später immer öfter auf Unverständnis stieß und Konflikte innerhalb des engsten Familienkreises heraufbeschwor. Für sich selbst folgte Hanka täglichen vorgeschriebenen Routinen, die enorme Zeit,

Aufmerksamkeit und Energie in Anspruch nahmen, um die Ängste in Schach zu halten.

Zu Beginn der Therapie konnte Hanka den Angst auslösenden Gedanken auch noch nichts entgegenstellen, hatte diese noch nicht ausreichend auf Realitätstreue geprüft und mögliche andere Szenarien bzw. Lösungen in Gedanken durchgespielt. Konkret waren es Ängste vor dem Tod und dem Sterben, vermutlich ausgelöst durch den traumatisierenden plötzlichen Tod des Vaters in ihrer Kindheit und nicht ausreichend durchlaufene Trauer. Daraus resultieren in der Folge Ängste, sich zu kontaminieren, irgendwo hineinzutreten, etwas an sich zu haben, sowie diffizile Angst vor Gift und sehr konkrete Angst vor Keimen. In der Folge entwickelte sich daraus eine Angst vor Menschen, diese mussten in »gut« und »schlecht« eingeteilt werden. Diese Attribute übertrug sie auf Gegenstände wie Jacken, Taschen und Möbel, die über eine Gedankenkette mit diesem Menschen in Berührung gekommen sein könnten. (»Als ich diesen bösen Menschen traf, hatte ich die grüne Jacke an, die habe ich dann später auf die Truhe gelegt. Die Tasche, die ich dabeihatte, hing danach an meiner Tür. Also sind jetzt Jacke, Tasche, Truhe und Tür ebenfalls kontaminiert und ich muss mich entweder von ihnen trennen oder diese in einem aufwendigen Reinigungsritual eventuell sogar mehrfach säubern. Wobei Wegschmeißen die beste Wahl ist, es soll ja nicht in Hände von anderen Menschen kommen, damit diese sich nicht auch noch kontaminieren …«)

Die eben beschriebenen Gedankenketten oder auch Zwangsgedanken sowie die Zwangsrituale bilden einen Schutzwall vor den Ängsten. Hanka muss sich, wenn sie alles so macht wie selbst vorgeschrieben, nicht mit den Inhalten der Ängste beschäftigen. Also ging es in den ersten Therapiestunden vor allem darum, sie mit den Gedankenketten und den damit verbundenen Verhaltensmustern zu konfrontieren und sich mit den zugrunde liegenden konkreten oder diffusen Ängsten auseinanderzusetzen.

Ein direkter zeitnaher Auslöser der langfristig gewachsenen Angstsymptomatik sowie des damit verbundenen Vermeidungsverhaltens bzw. gewisser »Verhaltensrituale« war dabei für mich nicht auszumachen. Anzunehmen sind eine schleichende Überforderung durch eine frühere schwierige, kraftraubende Partnerschaft sowie eine instabile berufliche Situation. Gemeinsam mit der plötzlichen, vorher nicht zu Ende gedachten Bekanntheit durch *Big Brother* sowie der damit verbundenen Vereinnahmung durch die Öffentlichkeit kam es zu ausgelösten Angstgedanken (»Der hat mich gerade angefasst, als er ein Autogramm wollte, wer weiß, was das für ein Typ war ...«), die immer mehr an Wertigkeit gewannen und zu Vermeidungsverhalten und »Ritualen« (Waschen, »Was fasse ich wo wie an?« etc.) führten. Im Zusammenspiel führte dies langfristig zu somatischen Problemen wie Schweißausbrüchen, erhöhter Herzfrequenz auch in Ruhesituationen, Übelkeit, Schwindelgefühl etc. Daraus resultierten die ersten erlebten Panikattacken, die wiederum zu einer erhöhten Selbstaufmerksamkeit führten, wodurch sich die Panikanfälle in Qualität und Quantität verstärkten.

Gedanken wie »Ich werde sterben« bzw. »Ich bin kontaminiert« führten in die weiterlaufende Angstspirale hinein, was wiederum aufgrund von Vermeidungsverhalten (Restaurants, Schwimmbäder, Menschenmengen) der depressiven Symptomatik Vorschub leistete. Diese äußert sich in Form von Zuständen allgemeiner Anspannung, innerer Unruhe, aber auch Antriebslosigkeit und Entscheidungsschwierigkeiten.

Nachdem Hanka all diese Gefühle in der Therapie wahrgenommen hatte, reagierte sie mit Gedanken wie: »Früher hatte ich doch immer alles im Griff« und »Ich weiß nicht, was ich machen kann, damit es wieder besser wird«. Sie grübelt intensiv darüber nach. Aufgrund dessen, dass sie zu keiner Lösung kommt bzw. sich die vermeintlichen Lösungen langfristig als nicht wirksam erweisen (Trennung, Umzug etc.), fühlt sie sich noch schlechter und selbstunsicherer. Das Selbstvertrauen ist stark gesunken. Sie lernte, sich überwiegend anzupassen, Ärger, Wut, Enttäuschungen und Bedürfnisse zu unterdrücken. Dies begünstigt die Genese und Aufrechterhaltung der Störung. Die depressive Symptomatik sowie die Ängste und das damit verbundene Vermeidungs- bzw. Zwangsverhalten können als Lösungsversuch in einem umfassenden Autonomiekonflikt (Mutter, Schwester, Partner) einerseits und dem Wunsch nach Nähe und Anerkennung andererseits betrachtet werden.

Verhaltensanalyse von Harald

Mikroanalyse:
Situation: Hanka muss durch eine fremde Tür gehen und dafür die Türklinke berühren.

Ihre Kognitionen: »Oh, Gott, jetzt habe ich mich durch irgendwas verunreinigt. Ich darf mit dieser Hand nichts Weiteres mehr anfassen, bevor ich sie nicht gewaschen habe.«

Die Gefühle/der Körper: Angst, körperliche Erregung, weitere Aufmerksamkeitszuwendung

Ihr Verhalten: Flucht- und Vermeidungsverhalten (»Ich kann keine Türklinken mehr anfassen.«)

Konsequenz: Entlastung durch Grübeln, fortlaufende Reduktion der emotionalen Belastbarkeit, Zuwendung durch Partner, Sicherung wichtiger Interaktionspartner, zunehmende soziale Isolierung, Verstärkung der depressiven Symptomatik.

Therapieziele und Prognose

Hanka und ich haben aufgrund dieser Analyse folgende Therapieziele gemeinsam erarbeitet:

- Abbau von lebensbeeinträchtigenden Angst- und Paniksymptomen zur Erhöhung der Lebensqualität, Bearbeitung der Zwangsrituale
- Erhöhung der emotionalen Wahrnehmung durch Sensibilisierung für eigene Gefühle und Bedürfnisse, Artikulation eigener Bedürfnisse im Sinne einer Autonomiestärkung und Verbesserung der sozialen Kompetenzen
- Aufbau von Lebensfreude, verbunden mit Aktivitäten.
- Aufbau, Verbesserung des Selbstwertgefühls
- Reduktion der Überwertigkeit der Zwangsgedanken, emotional gesunde Einordnung dieser
- Identifikation und Definition eigener Lebensziele, um Orientierung für das weitere Leben zu bekommen

Aufgrund der differenzierten Reflexionsfähigkeit Hankas und ihrer guten Therapie- und Veränderungsmotivation sieht meine Prognose durchaus optimistisch aus.

Aus den oben genannten Zielen ergibt sich folgender Behandlungsplan für Hanka:

Hankas Behandlungsplan

Zunächst steht für uns die Angstbewältigung im Vordergrund. Dies soll durch Konfrontationsübungen (Kontamination, Verschmutzung, Keimbefall etc.) mit ausschleichender therapeutischer Unterstützung und Abbau des Vermeidungsverhaltens erreicht werden. Später soll auch ein Angstbewältigungstraining, wie Entspannungsübungen und Stressimpfung, zum Einsatz kommen können. Bezüglich der überwertigen Zwangsgedanken soll über Realitätsprüfung und Methoden wie »Gedankenstopp« eine realistischere Bewertung bzw. ein gelassenerer Umgang mit diesen erreicht werden. Mittels Ressourcenaktivierung und Aktivitätenaufbau sowie Achtsamkeitsübungen werden das Selbstvertrauen und die emotionale Differenzierungsfähigkeit Hankas gefördert. Auch die Erarbeitung von kurz-, mittel- und langfristigen Lebenszielen für die Bereiche Beruf, Familie, Interessen, Besitztümer, Sozialkontakte etc. ist notwendig, um anstehende und kommende Entscheidungen anhand dieser Ziele für Hanka überprüfbar zu machen.

Mein Kontrollzwang

Ich denke, die Zwangsstörung des Kontrollzwangs ist höchstwahrscheinlich mit am verbreitetsten und für Nichtbetroffene noch am ehesten nachvollziehbar.

Fast jeder von uns kennt die Situation, wenn man sich im Flieger den ersten Cocktail bestellt: Man freut sich auf die Sonne von Capri und sieht träumend zu, wie das Flugzeug leichtfüßig vom Erdboden abhebt – bereit, sich von allen Problemen entführen zu lassen. Bis zu dem Moment, an dem einem eine innere Stimme einen Eimer eiskaltes Wasser über die Birne kippt: »Hast du nach dem letzten Hemd heute früh eigentlich das Bügeleisen ausgemacht?!« Whaaaawoooo … Da setzt kurz das Herzchen aus und man bekommt Schnappatmung. Tja, dann denkt man noch mal an alle Handgriffe, bis man sich an den einen, bedeutsamen erinnern kann, und ist beruhigt.

Menschen mit Kontrollzwang könnten das auch, sie glauben nur nicht daran, dass sie es können. Sie gehen automatisch davon aus, dass sie sich entweder im Flugzeug nicht daran erinnern können oder dass sie sich den ganzen Urlaub durch die ständige Sorge darüber verderben werden. Schlimmstenfalls wird das Haus mit allen Bewohnern abbrennen und man muss in ewiger, lebenslanger Verdammnis dahinvegetieren. Ein mangelhaftes Selbstwertgefühl unterstützt diese These, da man sich im Unterbewusstsein nicht zutraut, so einfache Tätigkeiten automatisch ausführen zu können. Das führt zu panischen Überreaktionen (etwa den Wohnungsnachbarn via Telefon nach der Landung bitten, die Tür einzutreten oder Ähnliches) und zu ritualisierten mehrfachen Kontrollzwängen im Vorfeld, um dieses Verhalten möglichst zu vermeiden. Früher brauchte ich zum Beispiel rund eine Dreiviertelstunde, um meine Wohnung verlassen zu können. Zwanzig Minuten davon glotzte ich den Herd an, so lange, bis die Nullen ihre Form verloren oder ich mich fragte, was diese Null, die ja eigentlich nur ein Kreis ist, eigentlich bedeuten soll. Alle Griffe mussten mehrfach (festgelegte Kontrollzahl) gerüttelt werden. Klingelte zwischendurch ein Telefon oder störte irgendein anderer Laut diese Zeremonie, musste von vorn begonnen werden. Nach dieser Tortur war ich stets so geschwächt, als hätte ich am Berlin-Marathon teilgenommen. Auch hier versuchte ich unterschiedliche Problemlösungsansätze. Als Erstes versuchte ich, mir nur elektrische Gerätschaften anzuschaffen, die ich mitnehmen konnte. So wurde der Herd durch transportable Platten ersetzt usw. Nun ja, ich sag es mal so, solange ich mit dem Auto unterwegs war, ging das schon, wenn man mal von dem Aufwand absieht, jedes Mal den Kofferraum voller Föne, Herdplatten, Kerzenständer, Toaster und Wasserkocher zu packen. Für Flug- oder Bahnreisen war diese Methode allerdings aus nachvollziehbaren Gründen etwas unpraktisch. Aber auch hierfür hatte ich eine geniale Lösung parat.

Ich schaffte mir rucki-zucki eine Polaroidkamera an und lichtete alle betreffenden Stecker, Schalter oder Dochte ab. Wenn dann die anderen am Pool die Fotos ihrer Lieben zeigten, betrachtete ich die Bilder meiner Herdknöpfe in trügerischer Sicherheit, denn was bedeuteten noch mal die ovalen Kreise?

Zwangsstörungen können jeden Menschen befallen, egal, wie locker, cool und lustig der Betroffene nach außen wirkt. Im Gegenteil, oft sind es die lautesten, megaselbstbewusst wirkenden Leute im Umfeld, die unter dergleichen leiden.

Auch mir merkt man meine Störungen nicht unbedingt an.

Mit der Zeit kenne ich allerdings meine Dämonen. Auch den, der meinen Kontrollzwang steuert. Diesen nervösen, hyperaktiven Spießer, der mir vor dem Verlassen der Wohnung hysterisch und aufdringlich zuschreit:

DU HAST BESTIMMT DEN HERD ANGELASSEN! DU HAST BESTIMMT DEN WASSERHAHN NICHT RICHTIG ZUGEDREHT! DU HAST BESTIMMT DIE KERZE NICHT AUSGEBLASEN, DIE TÜR NICHT RICHTIG ABGESCHLOSSEN, DEN GASHAHN NICHT ZUGEDREHT, DIE KÜHLSCHRANKTÜR OFFEN GELASSEN, DEN ONDULIERSTAB NICHT RAUSGEZOGEN, DIE FENSTER NICHT ZUGEMACHT!

Weiter geht es dann mit: Deine Kätzchen werden aus dem Fenster fallen, die Wohnung wird überflutet werden, was zwar eventuell den Nebeneffekt hat, dass der aufgrund anderer Versäumnisse ausbrechende Großbrand teilweise gelöscht wird, der aber wird womöglich dennoch dazu führen, dass das ganze Haus samt seiner Bewohner IN FLAMMEN AUFGEHT. Somit glücklicherweise auch dein Stromzähler. Denn durch die offene Kühlschranktür (Kätzchens Job) wärest du ja in den finanziellen Ruin getrieben worden, was natürlich besser gewesen wäre, als mit dieser lebenslangen Schuld zu leben.

Und genau da sind wir also wieder beim Thema: Verschulden am Sterben durch nicht genügendes Aufpassen. Kombiniert mit schlechtem Selbstwertgefühl: Du bist unfähig, Dinge richtig zu machen. Ein kurzes, prägnantes Beispiel für die Verkettung von erlebten Kindheitstraumata und späterer Entwicklung. Ich merke übrigens gerade wieder, dass es gar nicht so einfach ist, Schwäche zu bekennen. Vor sich selbst und vor allem vor anderen.

In meinem Fall wurde diese Selbstwertschwächung auch durch anstrengende Beziehungen mit schwierigen Partnern unterstützt.

Ich meine, natürlich gehören auch immer zwei dazu, da mache ich mir nichts vor. Harmonie gab es selten und oft arteten meine Beziehungen in Machtkämpfe aus. Meine Männer waren sehr oft egozentrisch und zogen mehr Kraft, als sie bereit waren zu geben. Damit sind wir schon beim nächsten Thema.

Meine lieben Lebensabschnittsgefährten und zum Thema körperliche Nähe

Ich gebe zu, ich habe etwas gezögert, ob ich dieses Kapitel schreibe, aber schlussendlich haben meine Beziehungen zu den Herren der Schöpfung mein Leben maßgeblich beeinflusst. Dabei gehöre ich gar nicht zu den Menschen, die nicht alleine leben können oder wollen. Trotzdem hat es sich irgendwie stets so ergeben, dass ich fast nie ohne Freund war.

Durch die Analyse meines Lebens in der Verhaltenstherapie ist mir erst einmal aufgefallen, dass auch meine Beziehungen unterstützender Faktor für die Manifestierung der Zwänge in meinem bisherigen Leben waren. Das bedeutet auf keinen Fall, dass hier irgendjemand Schuld an irgendetwas hat, allein die Kombination aus Entscheidungen und Lebensführung trug hier ihr Scherflein bei.

Meine Beziehungen waren stets aufreibend und anstrengend, auch weil ich den Alltag nicht zulassen wollte. Alltag kann aber auch etwas sehr Angenehmes sein und ist ein Zeichen für Stabilität und Sicherheit. Auch als harmonisch kann man mein Zusammenleben mit dem anderen Geschlecht wohl nicht bezeichnen. Auch diese Karte geht an beide. Es war in vielen Fällen eher ein teilweise anstrengendes Kräftemessen. Dadurch, dass ich ganz selten allein durchs Leben ging und mich auch meistens meinem Partner, dessen Interessen und Freundeskreis angepasst habe, konnte ich nie wirklich herausfinden, wer ich bin und was ich will. Mein Selbstbewusstsein wurde sehr geschwächt, da einige meiner Freunde oft versucht haben, mich möglichst kleinzuhalten. Das bedeutet wenig Komplimente, wenig Zuspruch, wenig Anerkennung und Lob. Niemand war stolz auf mich. Ich weiß nicht, warum ich eine solche (mangelnde) Lebensqualität manchmal so lange zugelassen habe. Das wird mir nicht noch einmal passieren.

Ich denke, das könnte auch einer der Gründe für meinen sehr, sehr kleinen Freundeskreis sein, in meinem Fall eher Freundespunkt, denn mit dem aktuell scheidenden Freund verschwanden auch dessen Freunde aus meinem Leben. Früher war ich in meiner Auswahl, das gestehe ich selbstkritisch zu, sehr oberflächlich.

Meine Freunde mussten auf jeden Fall längere Haare haben und auch eine irgendwie geheimnisvolle, abenteuerliche Ausstrahlung war bei der Auswahl durchaus förderlich. Na ja, so war ich nun einmal. Natürlich musste auch der Charakter gut sein, sonst wären wir nicht lange zusammengeblieben. Da ich an jedem Wochenende zu Discos und Partys unterwegs war, war das Angebot vielfältig. Trotzdem habe ich mir auf diesem oberflächlichen Weg oft die schwierigen Typen rausgeangelt, die viel Kraft forderten. Bei jedem meiner Freunde wusste ich sofort beim ersten Blick Bescheid – der isses! Meistens ging es der Gegenseite zum Glück ähnlich, wobei ich mich immer im Nachhinein darüber wunderte, wenn meine Freunde mir erzählten, wie froh sie waren, mich im Netz zu haben, dass sie meine taktischen Anstrengungen scheinbar nicht bemerkt hatten. Was habe ich nicht alles angestellt, dass sie mich überhaupt wahrgenommen haben. Vom lapidaren »Hast du mal Feuer?« inklusive Handumschließen und Augenaufschlag bis zum an der Bar scheinbar zufälligen Neben-sie-Drängeln etc. War einer weg, stand der andere bereits Gewehr bei Fuß oder war zumindest schon in Sichtweite. Ich gestatte mir ganz kurz mal aufzulisten. Die Vornamen muss man im Buch weglassen, wegen Persönlichkeitsrecht und so, deshalb schreibe ich nur den ersten Buchstaben. Einige Herrlichkeiten lasse ich allerdings auch komplett weg, da sie sich selber zur Randfigur degradiert haben oder mit der Ausdauer einer Eintagsfliege Platz in meinem Leben nahmen. Ohne weiteren Kommentar …

Also von Anfang an.

H... Meinen ersten Freund habe ich mit fünfzehn kennengelernt. Als wir uns auf dem Sportplatz zum ersten Mal sahen, hatte er noch eine Freundin, die überflüssigerweise seinen Schoß belegte und das Lied »Missing You« von John Waite kam im Kassettenrekorder »Annette«. Der kostete damals circa tausendvierhundert Mark und wurde vom Ost-Teenager meistenfalls vom Jugendweihegeld gekauft. Damals war man »Popper«, falls das noch irgendjemandem etwas sagt. Somit trug H. eine sogenannte Popperwelle vorn im Haar (blondgefärbte lange Strähne). Ich fand ihn einfach toll. Er mich zum Glück auch und so kamen wir nach einigem Hin und Her zusammen. Wir waren fünf Monate ein Paar, was in dem Alter echt lange war.

Das war der Startschuss zu einer langen Reihe lückenloser Anschlussbeziehungen. Das soll gar nicht heißen, dass es so viele waren, denn meine Beziehungen waren oft langjährig. Okay, mache ich mal weiter:

W... Seines Zeichens damaliger Breakdance-Bezirksmeister. Er musste leider nach circa einem Jahr zur NVA, und als man ihm seine tollen Haare abschnitt und ihn in die Kaserne verbannte, war ich leider desertiert. Ich war damals echt oberflächlich. Sorry bitte an dieser Stelle noch mal, lieber W.

T... Der mir zeitgleich mit dem Einstieg in die Gruftiwelle passierte. Wir waren circa drei Jahre zusammen. Bei ihm habe ich zum ersten Mal gefühlt, was der Unterschied zwischen Liebe und Verliebtheit ist. Leider hat T. mir ein kleines bisschen das Herz herausgerissen, da er nicht treu sein konnte. Durch ihn habe ich das erste Mal gelernt, dass man Liebe und Menschen nicht ohne Rückhalt vertrauen kann. Das war ein echter Einschnitt in meine naive Seele. Er hat mich leider zu einem recht eifersüchtigen Partner gemacht. Nach dem zweiten Mal Herzchenbrechen habe ich mich davongemacht. Es hatte eh schon wieder der Nächste seinen Fuß in der Tür.

F… war Schwede und kam mit der Wende herübergeflattert. Er hatte die blauesten Augen, die ich je gesehen hatte, und entzückte so einige. Er hat mir die neue Zeit nach der Wende nähergebracht und ich verkaufte für ihn Hosen. Das klingt jetzt eigenartig, aber er und sein Freund haben amerikanische Jeans importiert, und ich habe diese in Leipzig vor dem im Volksmund »Blechbüchse« genannten Kaufhaus feilgeboten. Damals waren so einige Glücksjäger bei uns unterwegs. F. und ich verstanden uns prächtig und lachten viel zusammen, obwohl wir nur Englisch miteinander sprachen. Er war die wohl dramatischste Liebesgeschichte in meiner Gefühlslaufbahn, denn dieses Mal wurde ich nach drei gemeinsamen Jahren und einer ersten gemeinsamen Wohnung verlassen. Er hatte einfach kalte Füße bekommen. Das hat mich echt mitgenommen und noch sehr lange beschäftigt.

U… Mit U. war ich gleich zweimal zusammen. Einmal vor der Wende, aber da hatte er einen Ausreiseantrag gestellt und auch genehmigt bekommen und versuchte, in Paris als Model zu landen. Dann ist er zurückgekommen und wir nahmen einen zweiten Anlauf.

Also, U. war wahrscheinlich der Freund, mit dem ich mich am meisten gestritten habe, obwohl meine Beziehungen allesamt nicht sonderlich harmonisch waren. Bereits in meinem Babybuch steht ja »Hanka geht keiner Konfrontation aus dem Weg«. Ich kann mich noch erinnern, dass wir gemeinsam mal die Hausfront einer Gaststätte gestrichen und verziert haben (die Gaststätte hieß »Zur Weintraube« und ich habe originellerweise eine drangemalt). Irgendwann kam die Chefin heraus, um uns auf dem Gerüst mitzuteilen, unsere lautstarken Streitereien würden zur Belustigung und zum Vergraulen der Gäste führen.

Trotzdem war mit U. alles sehr spannend. Er war der erste meiner Freunde, bei dem meine Zwangsstörungen ins Spiel kam. Und er hatte darunter zu leiden, denn ich wusste überhaupt nicht, was los war, und drehte teilweise völlig durch. So musste er kilometerweit die Autobahn zurückfahren, weil ich nicht sicher war, ob ich den Haarstyler ausgemacht hatte und im Auto einen Panikanfall bekam. Mit ihm war ich circa vier Jahre zusammen. Ich merke gerade, dass ich langsam aufhören muss, die Jahre anzugeben, da sich ansonsten jeder ausrechnen kann, wie alt ich heute bin.

C… Dann kam C. und zeitgleich mit ihm startete die Technowelle. Das war eine extrem irre Zeit mit irren Geschichten und irren Erlebnissen und Erfahrungen, von denen ich schon berichtet habe. Ich kann es nur wiederholen, ich bin heilfroh, dass ich da unbeschadet durchgekommen bin. Mit C. habe ich dieser krassen Zeit in Leipzig Adieu sagen können und bin nach Dresden geflüchtet. Hier kamen wir schlussendlich langsam, aber sicher zur Vernunft. Mit C. war ich circa sechs Jahre zusammen. Er war der erste Freund, mit dem ich mir eine Zukunft aufbaute. Mit ihm konnte ich Fuß fassen. Auch er brauchte teilweise viel Geduld mit mir, und als ich ihm zum Beispiel zum millionsten Mal ängstlich Anweisungen geben wollte, wie er Briefe öffnen solle, ohne an die bösen Briefmarken zu kommen, stopfte er sich wütend den Brief samt Umschlag und Marke in den Mund. Ich drehte komplett durch. Wir haben gemeinsam viel erlebt.

A... Durch A. bin ich nach der *Big Brother*-Zeit und einigem anderen Trubel schließlich von Dresden nach Leipzig gezogen. Seine Mutti hatte das besagte Immobilienbüro und so wurde ich schließlich Maklerin. Wir hatten viel Spaß zusammen und eine schöne Zeit. Aber da er mir doch etwas zu lange und etwas zu heftig auf der Spaßwelle ritt, habe ich mich nach circa drei Jahren vom Acker gemacht.

So, jetzt zu meinem bis dato letzten Freund.

Meinem P... Ihn habe ich in der Zeit kennengelernt, in der ich in einer tollen Loftwohnung im Leipziger Zentrum mit Kamin und anderen unnützem Schnickschnack lebte und mich gerade aus meinem Burn-out gehebelt hatte. Er hat mir als Möbelmonteur eine Vitrine geliefert, und da deren Rückwand schief war, konnten wir uns kennenlernen. Er hat mich mitgenommen zu Wanderungen durch den Park, hat mir Ostereier im Zoo versteckt und ist statt Cabrio mit mir Crossmotorrad gefahren. Also, ich hintendrauf im Stadtverkehr. Er hat mich geerdet und wir waren sehr lange sehr verliebt. Danach kam die Liebe. Wir sind insgesamt circa zehn Jahre ein Paar gewesen. Leider hat der Alltag seinen Tribut gefordert, und wenn man in dieser Phase dann noch die Strapazen einer Zwangsstörung gemeinsam schaffen muss ... Ich will kein Urteil abgeben, jeder ist seines Glückes Schmied. Er hat meine Zwangsstörung und mein Leiden leider nie akzeptiert. Schade.

Nun aber in diesem Zusammenhang zum Thema körperliche Nähe, sprich körperliche Liebe. Ich denke, die Liebe ist das Märchen der Erwachsenen. Sie lässt uns fliegen und Grenzen überwinden. So ermöglicht sie auch mir ein ungehindertes Liebesleben mit allem, was dazugehört. Habe ich mich einmal entschieden, dann verlangt auch die Ur-Hanka wieder ihr Recht. Sobald das Gefühl allerdings schwächer wird, treten die Zwangsstörungen auch in diesem Bereich wieder auf. So habe ich dann Probleme damit, mich an bestimmten Stellen berühren zu lassen, und das sind nicht unbedingt die Stellen, an die man zuerst denkt. Auch muss der Partner sich zum Beispiel vorher mehrfach die Hände waschen oder muss danach einem Fragezwang standhalten. Mehr will ich an dieser Stelle nicht anführen. Dass das nicht nur die Romantik infrage stellt, sondern den Partner und die Lust echt nervt, ist verständlich. Doch je mehr er mir Vorwürfe macht, umso mehr steigt die Unsicherheit und umso schlimmer wird es beim nächsten Mal. Also, liebe Partner, bitte versucht es mit Verständnis und zeigt dem anderen, dass er euch vertrauen kann. Nehmt ihn in den Arm und zeigt ihm, dass ihr ihn sehr lieb habt, auch wenn er sich so benimmt.

Wege durch die Angst – Dinge, die auch noch helfen können

In diesem Teil möchte ich Meinungen und Methoden vorstellen, die ich selbst nicht alle ausprobiert habe und für deren Wirksamkeit ich deshalb nicht bürgen kann. Letztendlich ist es die Entscheidung des Leidenden, je nach eigener Überzeugung das auszuwählen, von dem er meint, es könnte ihm vielleicht helfen. Die aufgelisteten Maßnahmen können nur eine Unterstützung während der Therapie darstellen, sie jedoch nicht ersetzen.

Manch einer hat vielleicht schon Beiträge darüber gehört oder gesehen, in denen zum Beispiel die Angst vor bestimmten Tieren durch Klopfen auf bestimmte Körperstellen oder die

Angst etwa vor engen oder weiten Räumen durch Atemübungen behoben wurden. Ich denke, dass einige dieser Techniken tatsächlich eine Hilfe im Kampf gegen lästige Gefühle und Panik bieten können. Schauen wir mal nach, was sich wie in der Praxis umsetzen lässt.

Wie kann ich Angst und Panik vorbeugen?
Wir Zwangsgestörten agieren tagtäglich in einem erhöhten Erregungszustand, welcher durch nur einen Tropfen in Angst und Panik umschwenken kann. Aus diesem Grund sollten wir darauf achten, wie wir uns schonen können, und Maßnahmen in den Alltag integrieren, die diesem Zustand vorbeugen. Einfache Maßnahmen, die gerade für uns Betroffene wichtig sind.

Folgende Dinge wären zu beachten:

Es ist ratsam, sich gegenüber zusätzlichen Alltagsreizen abzuschirmen. Wir leben in einer Zeit der Reizüberflutung und Überinformation. Deshalb empfiehlt es sich, auf das dauerhafte Laufenlassen von Fernsehen und Radio zu verzichten. Ebenso möglichst auf Horrorfilme, Krimis oder Psychothriller. Dasselbe betrifft natürlich die Ernährung. Bitte alles, was stimuliert und aufputscht, vom Ernährungsplan weitestgehend streichen. Das bedeutet mal wieder vieles, was Spaß macht, also Kaffee, Alkohol, Tee, Nikotin etc. Mangel in der Versorgung des Körpers muss in jedem Fall verhindert werden – also ausreichend trinken und essen, denn wir brauchen für diese Art zu leben viel Kraft.

Ich stelle übrigens fest, dass ich bis dato fast alles falsch mache – konsequent von der Dauerbeschallung bis zum Krimi. Na, mal schauen, wie es weitergeht ...

Da der zusätzliche Aufwand, den die Zwangsstörungen bedingen, fast alle Tagesaufgaben deutlich aufwendiger und schwieriger macht, sollte man sich den Tag gut durchplanen und sich dabei nicht überfordern. Strukturiertes Vorgehen und großzügige Planung sind hierbei die Devise. Hingewiesen wird auch auf die Notwendigkeit von Tätigkeiten, die dem Ausgleich und der Entspannung dienen. Also Sport, Dehnungsübungen für verspannte Muskeln, ablenkende Hobbys wie Tanzen, Malen oder Ähnliches.

So, an dieser Stelle unterbreche ich diese Tipps gleich mal, denn jeder Leser wird bereits jetzt Sätze gesagt haben wie: Ja, klar, sag mir mal, wie ich das bei meinem Tagesablauf alles machen soll! Oder: Klar, wir sind ja auch bei *Wünsch dir was*! Oder aber schlimmstenfalls ... Bla bla bla ... Jeder Mensch sollte fast alle dieser Dinge tun, aber wir eben besonders. Und wenn es eben nur zwei oder drei Punkte sind, die man sich immer mal wieder vornimmt und vor Augen führt.

Sucht euch doch einfach zwei, drei Dinge aus und versucht sie alle Vierteljahre wieder. Ich fange auch gleich damit an, wenn ich mich von meiner Couch trolle und wenn ich die Fernbedienung gefunden habe.

Angst und Panik durch Atmen vertreiben

Die Frequenz unseres Herzschlages wird unter anderem durch unsere Atemtechnik beeinflusst. Ist der Mensch erregt, atmet er heftiger und das Herz beginnt in diesem Zusammenhang schneller zu schlagen. Die unterschiedliche Sauerstoffzufuhr für unseren Körper beeinflusst diesen Vorgang. Geraten wir in den Zustand der Panik oder Angst, atmen wir flach und schnell.

Nun lässt sich dieser Zusammenhang umgekehrt nutzen, um unangebrachte Panik in den Griff zu kriegen. So kann man seinen Körper durch gezielte Atemtechnik »herunterfahren« und die ungewollte Panik vertreiben.

Wie das geht:

Einatmen

An erster Stelle sollte man darauf achten, dass man logischerweise weniger und langsamer atmet. Konzentriert euch auf diese Atemzüge und zählt sie in Gedanken mit.

Je ruhiger und tiefer, umso besser.

Die Konzentration auf die Atmung hat den Effekt, dass man sich von der vermeintlichen Angstsituation ablenkt.

Man sollte unbedingt durch die Nase einatmen, da dadurch die gesunde Zwerchfellatmung in Gang gesetzt wird. Günstig ist, wenn man schubweise einatmet, etwa so, als würde man an einem Parfüm schnuppern. Gleichmäßiges und ruhiges Atmen beruhigt schnell.

Da dadurch auch das Herz ruhiger schlägt, stellt sich die angenehme Entspannung zeitnah ein.

Ausatmen

Auf das Einatmen folgt jetzt natürlich das Ausatmen, welches ungefähr doppelt bis dreimal so lang wie das Einatmen dauern sollte. Ein gleichmäßiger Luftstrom verlässt durch die Lippen langsam den Körper. Perfekt wäre es, wenn man diesen Vorgang durch die sogenannte Lippenbremse unterstützt. Der Mund ist hierbei nur einen kleinen Spalt geöffnet. Macht man es richtig, stellt sich im Magen ein warmes Gefühl ein.

Jetzt eine Atempause zulassen, bis der Körper wieder Luft will …

Zusatzhinweis

Ich habe dieses Wegatmen ausprobiert und muss sagen: »Daumen hoch«. Vor allem ist es durchführbar, denn bei manchen

Tipps scheinen die Ratgeber zu vergessen, dass einem im Moment der Panik vieles egal und einiges einfach nicht machbar ist. Beim Wegatmen gibt der Ratgeber noch den Hinweis, man könne das Ganze auch mit Gedanken unterlegen, wie etwa den, dass gute, saubere Luft hereinkommt und beim Ausatmen schlechte, lästige Gedanken mit hinausnimmt. Also fast wie eine kleine Meditation.

Das Gute daran ist, man kann es ohne großen Aufwand bequem zu Hause praktizieren. Ich habe es gerade parallel zum Schreiben ausprobiert und es geht mir prima. Ich habe sogar gerade meinem alten Schokoladenweihnachtsmann ohne schlechtes Gewissen den Kopf abgebissen und lächele hier allein zufrieden vor mich hin.

Kommt, hört mal kurz auf zu lesen und wir machen es noch mal zusammen! Also: schnuppernd einatmen, dann ...

Okay, also den Rest erwähne ich jetzt noch mal, da der Experte vorschlägt, die Atemübung auf diese Weise zu beenden. Wer wie viel davon wirklich macht, das überlasse ich euch selber. Also, jetzt sollte man sich, indem man so ungefähr die Skifahrerposition einnimmt, mit beiden Füßen auf den Boden stellen und sich erden. Nun ja, da das etwas mit Aufstehen und Bewegen zu tun hat, erwähne ich es nur am Rande. Dass man nun auch noch sein Lieblingslied trällern soll, sage ich lieber erst gar nicht. Denn ansonsten ist diese Atemgeschichte wirklich ganz toll.

Angst und Panik wegklopfen

Akupunktur und Akupressur sind heutzutage fast jedem ein Begriff. Diese Techniken beruhen auf den wertvollen Erkenntnissen der Traditionellen Chinesischen Medizin und Heilmethoden.

Hierbei werden bestimmte Meridianenergiepunkte im Körper aktiviert.

Es stellte sich heraus, dass auch gezieltes Klopfen, also die äußere Stimulation dieser Energiepunkte am Körper, bei neurotischen Patienten eine Verbesserung ihres psychischen Leidens bewirken kann. Experten weisen darauf hin, dass es bei der Behandlung einer psychischen Störung eine Rolle spielt, ob es sich um eine Veranlagung handelt oder ob sie etwa auf einem traumatischen Erlebnis beruht, ob der Beginn lange oder kürzer zurückliegt und wie ausgeprägt sie ist. Manche Störungen sind deutlich schwieriger zu überwinden als andere. Zum Beispiel kann eine Agoraphobie (Platzangst) oder Arachnophobie (Angst vor Spinnen) überwunden werden. Bei traumatischen Störungen kann das Klopfen eine wertvolle Hilfe darstellen. Ich persönlich, als kleine Expertin in Sachen Panik, mache mir Gedanken über die Alltagstauglichkeit dieser Methode. Lasst es uns einfach gemeinsam herausfinden. Ohne zu lange über Sinn und Unsinn dieser Methode zu grübeln. Einfach anwenden und der Erfolg wird sich einstellen. Hoffentlich ...

Okay, also ...

Was ist zu tun?

Bei aufkommender unangebrachter Angst oder Panik sollte man als Erstes genau das Angstproblem definieren. Das sollte nicht allzu schwierig sein, man spricht also zum Beispiel aus: »Ich habe Angst davor, die Kiste hochzuheben, denn darunter könnte eine Spinne sein.«

Im Anschluss bestimmt man die Stärke dieses Gefühls. Ich nutze für diverse Vergleichsmöglichkeiten immer die Skala von 1 bis 10, eins steht für wenig, zehn für viel ... Das passiert, um an sich selbst zu beobachten, bis zu welchem Grad sich die Angst verringern wird.

Während man sich jetzt das Problem nochmals vor Augen und Ohren führt, indem man laut vor sich hinspricht: »Obwohl ich Angst davor habe, die Kiste anzuheben, liebe und akzeptiere ich mich«, beginnt man durch leichtes Klopfen mit dem Finger, die Meridianpunkte zu stimulieren. Man klopft sämtliche bezeichneten Punkte der Reihe nach ab: das innere Ende der rechten Augenbraue, die Stelle neben dem rechten äußeren Augenwinkel, die Stelle auf dem rechten Jochbein unter dem rechten Auge, die Stelle unter der Nase (über der Oberlippenmitte), die Stelle zwischen Unterlippenmitte und Kinnspitze und den inneren Ansatz des linken Schlüsselbeins (schräg unter der Kehlgrube). Man sollte jeweils ungefähr zwanzig- bis dreißigmal auf diese Stelle klopfen. Der oben genannte Satz wird dabei ständig wiederholt.

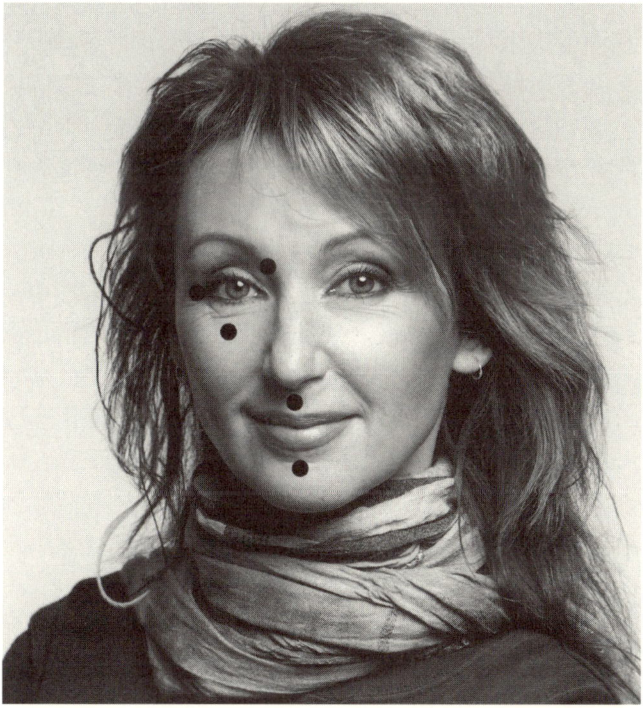

Hat man alle Punkte durch, wiederholt man diese Prozedur. Dabei immer den Satz wiederholen. Und das so oft und so lange, bis man eine Verbesserung des eigenen Zustandes feststellt.

So, nun noch dreimal einatmen und dreimal ausatmen und fertig. Wie gesagt, man soll nicht zu sehr darüber nachsinnen – sondern es einfach mal ausprobieren. Schaden kann es auf alle Fälle nicht. Wenigstens ist man in diesem Fall wirklich mal »bekloppt«.

Natürlich habe ich auch im Zuge meiner Recherchen für dieses Kapitel zahlreiche Berichte zu vielfältigen Entspannungsvarianten wie Akupunktur, Akupressur, Geistheilung, Energieheilung, Magnetfeldtherapie, Yoga, Meditation, Reiki etc. gefunden. Ganz sicher finden sich auch hier sehr erfolgreich unterstützende Wege zur Heilung. Allerdings habe ich mich dazu entschlossen, hier nicht weiter darauf einzugehen, da diese Wege doch sehr individuell sind und stark von der Einstellung des jeweiligen Menschen abhängen. Empfehlen möchte ich trotzdem alles, was uns zu unserer Mitte und zu uns selbst führt. Man muss zum Beispiel für eine Meditation nicht immer mit gekreuzten Beinen und Stinkequalm auf der harten Erde sitzen. Macht euch eine Kerze an, alle Geräusche und Ablenkungen aus und versucht, so lange wie möglich in die Flamme zu schauen und dabei alle Gedanken, die schlecht sind, in die Flamme zu schicken. Stellt euch kleine, fleißige Reinemachefrauen vor, die mit Lockenwicklern auf dem Kopf und der geblümten Kittelschürze am Leib energisch euren Kopf sauber kehren. Auch die beschriebene Atemmeditation empfehle ich gern. Und macht es bitte wirklich! Denkt nicht darüber nach, ob und wann und warum ... sondern tut es einfach, wie ein Roboter. Ich glaube, es könnte euch angenehm überraschen. Alles, was uns zu uns selbst führt, ist gut und tut unserem angeschlagenen Ego gut. Wir haben nämlich viel Gutes verdient.

Mein Leben

Wie und in welchen Situationen beschränken mich die Zwänge?

Spontanes Handeln fällt mir relativ schwer. Hierbei liegt die Schwierigkeit darin, dass ich stets Vorlaufzeit benötige, um die Aktionen in meinem Sinne durchzuplanen und auf mögliche Angstsituationen zu checken. Also betrete ich wieder das Hamsterrad der Angst vor der Angst. Das heißt, dass ich die Dinge und Abläufe so gestalten muss, dass Begebenheiten, die Panik hervorrufen können, schon im Vorfeld abgefedert und umschifft werden. Im Klartext, ich muss zum Beispiel zur Party Pappbecher einpacken, falls mir der Barkeeper suspekt ist, mir Wechselsachen mitnehmen, falls ich mit irgendetwas in Berührung komme, das mich ängstigt, mir Ausredevarianten ausdenken, um im Notfall eine Flucht zu ermöglichen.

Dabei weiß ich, dass keine wirkliche Gefahr dort auf mich wartet. Ich will nur unbedingt darauf vorbereitet sein, dass ich die Angstgedanken vertreiben kann, um am Leben teilzunehmen. Ich muss mich quasi vor meiner eigenen sinnfreien Angst beschützen.

Das ist anstrengend und oft auch ganz schön kostenaufwendig, weil ich Dinge anschaffe, die am Ende eigentlich unnütz sind. Zusätzlich muss ich aufpassen, dass ich mir im Hinblick auf das Ausmaß der Vorbereitungsleistungen nicht gleich sage: »Ach, dann gehe ich lieber gar nicht erst los …«, um die Anstrengung zu vermeiden. Das birgt die Gefahr, dass man sich einigelt und isoliert von der Außenwelt. Denn eines kann ich aus Erfahrung sagen, bitte diesen Weg nicht beschreiten! Denn die Angst findet dich, egal, wo du dich versteckst. Nur die Konfrontation und Ablenkung durch andere Menschen und Erlebnisse sind hilfreich.

Trotzdem überlege ich heute genau, was ich mir zumuten kann und was nicht. Genauso wie jemand mit Kreislaufbeschwerden überlegen muss, welche Wanderrute durch die Karpaten er wählt. Die im Tal oder die übers Gebirge.

So habe ich aber 2014 zum Beispiel noch nicht unterschieden und mich damit vor allem bei einem Erlebnis, um das mich viele sogar beneiden, überfordert. Ich habe mich auf Nachfrage der Produktionsfirma dazu bereiterklärt, an der TV-Sendung *Shopping Queen* teilzunehmen. Das Abenteuer, die Herausforderung und auch das Geld lockten mich. Es hat auch wirklich viel Spaß gemacht, obwohl ich Letzte wurde und man, da das Thema »Weiß« war, zum Schluss meine Unterwäsche durch meinen für Herrn Kretschmer unakzeptablen Rock durchsah. Ich arbeite gern mit und beim TV, obwohl die Branche natürlich etwas oberflächlich und sehr schnelllebig ist. Meistens kommt trotz all der netten Menschen wenig menschliche Nähe, geschweige denn eine Freundschaft, zustande.

Was ich jedoch total unterschätzt hatte, war der Umstand, dass das Format bedingt, dass circa fünfzehn wildfremde Menschen einen Tag unbeobachtet in deiner Wohnung verbringen. Natürlich lege ich im Nachhinein für jeden dieser netten, wohlerzogenen, respektablen Menschen die Hand ins Feuer. Ja, ich schon – aber nicht mein misstrauisches Unterbewusstsein. Sofort am Abend nach meinem anstrengenden Shoppingtag schaltete es mal wieder einmal auf ALARM! Die Unsicherheit und das Misstrauen überkamen mich: Wer war an welcher Schublade, was wurde wie benutzt? Und schon surrt das Gedankenkarussell und malt dumme Bilder in deinen Kopf. Jetzt kann ich Menschen nachempfinden, in deren Wohnung eingebrochen wurde. Man fühlt sich extrem fremd und unwohl. Nun ja, so nach und nach habe ich die meisten Gebrauchsgegenstände ausgetauscht. Im Frühjahr zieht meine Schwester um und bekommt fast meine ganze Wohnungseinrichtung als Geschenk zum Einzug. Dann sitze ich zwar nur noch mit einem Fernseher, einer neuen, grün bemalten Bauernkommode und natürlich meinen geliebten Kätzchen auf meiner Matratze, aber ich werde mich trotzdem sehr wohlfühlen. Denn eines lernt man durch die Macke: loszulassen. Ich war zwar noch nie materialistisch eingestellt, aber seit ich mit meinen Zwängen lebe, weiß ich, wie wenig der Mensch braucht, um zufrieden zu sein. Ich habe gelernt, mich um mich zu kümmern und mir Gutes zu tun, mir das Leben leichter zu gestalten. Das ist ein gutes Gefühl.

Wenn man es mit einer Zwangsstörung zu tun hat, ist es schwer, sich die Kräfte am Tag so einzuteilen, dass die Power für die lebenswichtigen Dinge ausreicht. Denn diese psychischen Kämpfe rund um die Uhr sind extrem anstrengend. Nach einem Vormittag Buchhaltung zum Beispiel (hier habe ich »Respekt« vor den Quittungen aus der Draußenwelt …) bin ich fix und foxy.

Und nach einem Kontrollrundgang vor dem Verlassen der Wohnung für längere Zeit müsste ich eigentlich dringend noch mal unter die Dusche und bin mindestens dreißig Minuten nicht ansprechbar.

Ein Crosslauf im Regenwald ist nichts dagegen. Man ist körperlich und seelisch ausgelaugt. Dazu kommt natürlich auch noch im Doppelpack die dabei verschwendete Zeit.

Aber es macht keinen Sinn, sich diese Dinge ständig vor Augen zu halten. Ich habe nun mal einen psychischen Defekt und muss lernen, diesen zu akzeptieren und mit ihm zu leben. Jemand, dem man einen Fuß abgefahren hat, wird auch nicht mehr mit derselben Leichtigkeit wie einst die Treppe herunterhüpfen. Also, konzentrieren wir uns nicht auf die Dinge, die wir nicht schaffen (= Loser), sondern auf die Dinge, die wir trotz dieser Behinderung schaffen (= Winner).

Früher habe ich mir eingeredet, alle anderen hätten eine Lebensqualität, an die ich mit meinen Zwangsstörungen wohl nie herankommen würde. Mit der Zeit habe ich gemerkt, dass das so gar nicht stimmt. Denn im Gegenzug zu vielen, die an ihr Funktionieren gewohnt sind, habe ich mehr Freude an den kleinen Dingen, da ich diese umso mehr wertschätze. Denn wenn man sich nicht oft wohlfühlt, genießt man es, wenn es dann mal der Fall ist, viel mehr. Sonnenschein im Gesicht, der erste kleine Frühlingsvogel, der Wind in den Bäumen, ein kleines Lächeln im Vorbeigehen – das klingt nach Plattitüden, aber so tickt nun mal die Welt. Du weißt die Dinge erst zu schätzen, wenn sie selten oder rar sind. Auch eine Gabe ... Früher war ich ein total lockerer Mensch. Ich hatte keinerlei Grenzen im Kopf. Eigentlich bin ich das auch heute noch, kann es eben nur nicht mehr ausleben. Meine Peinlichkeitsgrenze liegt bei null und ich liebe Action und verrückte Sachen. Dazu stehen meine Zwänge in einem krassen Gegensatz.

Sich einfach mal cool auf eine Treppenstufe setzen, sein Handtuch beim Baden hinlegen zu können, wo immer man mag, vom Teller eines Kollegen kosten zu können, wenn die krossen Pommes mich locken, oder auch nur einfach dort mal aufs Klo zu gehen, wo ich bin - das wäre schön. Dieses Gefühl von Freiheit im Denken und Handeln vermisse ich doll. Es tut mir auch um das oft nicht gelachte Lachen leid und das macht mich manchmal traurig. Aber zum Glück bin ich unter einem günstigen Stern geboren, der mir immer noch genug Lebensfreude und Lachen beschert. Trotz allem!

Natürlich ist auch der finanzielle Aspekt nachteilig. Ich habe mal vorsichtig überschlagen, wie viel Geld ich im Monat für Desinfektionsreiniger, Unterwäsche etc. ausgebe, und mir ist ein klein bisschen übel geworden.

Es fällt mir schwer, soziale Kontakte aufzubauen und Freundschaften zu halten. Man muss aufpassen, dass man nicht vereinsamt.

Es ist ein Brauch von alters her, wer Sorgen hat, hat auch Likör ... Ja, ja, auch hier verbirgt sich eine Gefahr, denn es ist selbstverständlich entspannend für das geplagte Köpfchen, wenn es mal etwas benebelt wird und nicht immer nachdenken muss. Hier bitte vorsichtig sein! Okay!?

Hypnosereise Teil 1

Als ich vor einigen Wochen meine Lieblingsautowerkstatt aufsuchte, um mir einen Termin für den notwendigen Winterreifenwechsel abzuholen, traf ich unter anderem auf den fleißigen, netten Chef des Ladens. Nun kann man mit Recht behaupten, dass er von jeher einen durchaus angenehmen Anblick bietet, nur hatte sich dieses Mal etwas verändert, was mir sofort ins

Auge fiel. Aus irgendeinem Grund konnte ich jedoch nicht so richtig feststellen, was genau es war, ich meine, gut – er hatte etwas abgenommen, aber das allein war es nicht.

Er ruhte quasi in sich selber und wirkte total entspannt. Auf meine indiskrete, aufdringliche Nachfrage hin, wie er diesen Zustand erreicht habe, weil ich den auch gern hätte, erzählte er mir die Sache.

Er versuche es seit Kurzem mit einer Hypnosetherapie, welche ihm sichtlich guttue und die einige Dinge, die er als belastend empfand, deutlich leichter für ihn mache.

Das wollte ich auch.

Nun muss ich an dieser Stelle etwas ausholen, denn auf meiner Suche nach Hilfe und Verbesserung meines psychischen Zustandes hatte ich ja vor Jahren bereits beschlossen, diese Therapieform mal auszutesten.

Ich suchte also damals wieder einmal eine Heilpraktikerin auf, welche auf Homöopathie und alternative Heilmethoden vertraute und spezialisiert war. Es handelte sich im vorliegenden Falle um eine resolute Dame, die sich dermaßen selbstsicher gab, dass mich das schon wieder verunsicherte. Sie vermittelte den Eindruck, als sei sie eine Zauberin, die allein weiß, wie meine Plagegeister in den Griff zu bekommen sind. Zuerst nahm sie meinen Augapfel in Augenschein, besser gesagt, meine Iris. Hier seien, laut ihrer Aussage, Ringe vorhanden, die unter anderem etwas über die Sensibilität des Trägers aussagen.

Bei drei Ringen sei man wohl normal sensibel, darunter eher unsensibel (also, liebe Männer, ihr müsst womöglich gar nicht erst nachzählen ...), ich hätte wohl fünf, und das sei hochsensibel. Das hatte die Tante also herausgefunden und sie schlug daraufhin vor, beim übernächsten Termin eine Teilhypnose durchzuführen, um zu meinem Unterbewusstsein vorzudringen.

Das rief bei mir dann doch eher gemischte Gefühle hervor, denn wenn man sich selber in seinem Unterbewusstsein nicht auskennt und auch weiß, dass sich dort verdrängte traumatische Erlebnisse und Gefühle verstecken, ist es keine angenehme Vorstellung, so eine dominante, wildfremde Therapeutin dort herumspazieren zu lassen. Trotz allem schaffte sie eine Teiltrance bei mir und ließ mich die Stufen in mein Inneres hinunterklettern, was ich als einsam, stockfinster und beklemmend empfand.

Okay, um es kurz zu machen: Nach einer eher misslungenen Reise in mein Unterbewusstsein hieß es dann: Drei – zwei – eins – und schon stand ich an diesem Herbstnachmittag wieder gespannt wie ein Flitzebogen auf dem Gehweg. Gespannt darauf, was sich denn nun verändert hatte.

Und so versuchte ich also todesmutig, die ersten Meter Bürgersteig zu laufen, ohne ständig zu checken, ob ich auf etwas »Gefährliches« trete, was ich sonst gezwungenermaßen tue.

Was soll ich sagen, plötzlich wurde mir bewusst – das war wohl damals eher ein Satz mit X, und auch die homöopathischen Mittelchen schlugen bei mir nicht an.

Hypnosereise Teil 2

Seit diesem Erlebnis sind Jahre vergangen und natürlich bin ich mir dessen durchaus bewusst, dass das damals kein Paradebeispiel für eine Erfolg versprechende Hypnosetherapie sein konnte. Theoretisch war es auch ein kleines bisschen mein Fehler, denn es ist eine grundlegende Voraussetzung für das Gelingen, dass die Chemie zwischen dem Hypnotiseur und dem Hilfesuchenden stimmt.

Es ist und bleibt zwar ein Fremder, aber ein gewisses Grundvertrauen muss da sein. Sonst geht es in die Hose und man demotiviert sich. Also, wählt euer Gegenüber stets sorgfältig aus.

Dieses Mal kommt förderlich hinzu, dass mir die Hypnotiseurin durch einen Menschen, dem ich selbst vertraue, empfohlen wurde und die Erfolge an ihm sichtbar sind.

Also runter vom Pferd – rauf auf's Pferd und los.

Die telefonische Vereinbarung eines ersten Termins war dabei die kleinste Hürde. So begab es sich denn, dass vor zwei Wochen eine kleine Hanka sich auf die Reise machte, in Trance zu fallen.

Doch es war eine mürrische, verzagte, schwermütige Hanka, die die Klinke zur Praxis herunterdrückte. Was mich extrem verblüffte! Eigentlich hätte ich von mir gedacht, ich würde mich voller Neugier darauf freuen und hoffnungsfroh den Weg beschreiten.

Denkste – wieder einmal zeigte mir mein Körper, wie falsch man sein Befinden oft selber einschätzt und wie oft man sich dabei etwas vormacht.

Die Nacht davor konnte ich kaum schlafen und suchte nach Ausreden, am nächsten Morgen nicht hinzumüssen. Intelligenterweise hatte ich im Vorfeld bereits meine Schwester dazu eingeladen mitzukommen, die mir den Hosenboden am anderen Tag strammzog, als ich andeutete, lieber doch nicht hinzuwollen. Unsere Dämonen wollen eben nicht freiwillig gehen und suchen stets nach Wegen, Hilfe zu verhindern. Also wies sie mich in ihrem unnachahmlichen Lehrerinnenslang darauf hin, wie wichtig diese Sache für mich sei, und stopfte mich ins Auto. Da fanden wir uns dann also im Besprechungsraum und meine Macke schlug Wellen.

Die Dame war sehr sympathisch, menschlich, authentisch und verständnisvoll und es war mir fast selber peinlich, dass ich mich weigerte, mich auf den Stuhl zu setzen. Druck und Panik waren an Bord und am liebsten wäre ich rausgerannt. Bin ich aber nicht und da Jenny – ich nenne sie mal so, denn sie möchte anonym bleiben – mit Ruhe und Verständnis auf mein panisches Verhalten reagierte, entspannte ich mich langsam und konnte mich wirklich nett und locker mit ihr unterhalten.

Stehen geblieben bin ich aber trotzdem.

Auch eine Form von Standhaftigkeit.

Gemeinsam suchten wir noch nach einem Ort mit möglichst entspannter Atmosphäre und legten nur wenige Tage später los.

Vorher bekam ich die Hausaufgabe, zehn einprägsame Sätze zu formulieren, die aussagen, was ich verändern will. Sätze, wie zum Beispiel: Ich kann meiner Angst stärker entgegentreten. Ich kann mich besser abgrenzen. Von meinem Schrank geht keine Gefahr aus. Das Wort »Steinpilz« wird in Zukunft unnütze Gedankenketten unterbrechen …

Klingt erst mal etwas komisch, wird aber verständlich, wenn man es sich erklären lässt. Also, die Hypnotiseurin versetzt dich in Trance (in der das Unterbewusstsein erreichbar ist)und setzt die Sätze wie Implantate in dein Unterbewusstsein. Hier sollten diese sich verankern und zukünftig dafür sorgen, dass das Leben leichter wird. Klingt ganz logisch in der Theorie. Nun aber zur Praxis.

Ich hatte eine eigene Kuscheldecke im Gepäck und hatte mir meine eigene Waldgeräusche-Pieps-CD mitgebracht und haute mich auf die gemütliche Couch. Vorher gab es ein Glas Wein, was mich wunderte, aber da Jenny mich nicht berühren durfte und mich somit nicht von meiner Tageshektik befreien konnte, sollte mir das beim Entspannen helfen. Dann bat sie mich, mich auf ihre Stimme und das Gezwitschere zu konzentrieren, und war sich sicher, dass nun all meine Körperteile nach und nach immer schwerer würden. Sie wiederholte das so lange, bis mein Kopf tatsächlich aufhörte, darüber nachzudenken, ob das auch alles passierte, und aufhörte, eigenständig zu denken. Da ich seit jeher viel zu viel denke, dauerte das etwas. Die Hypnotiseurin merkte schließlich an bestimmten körperlichen Symptomen, dass der Trancezustand erreicht war.

Meine Augen flatterten unter den Lidern wie verrückt und ich musste ständig schlucken. Trotzdem erreichte sie bei mir in der ersten Sitzung nur eine Teiltrance. Sie schickte mich auf eine Wiese bei Sonnenschein im Wald, und als ich mich richtig pudelwohl auf meiner Wiese fühlte, sprach sie die vorher ausgemachten Sätze.

Immer und immer wieder.

Irgendwann holte sie mich zurück, was nicht so toll war, denn ich wollte noch auf meiner Wiese bleiben. Danach fühlte ich mich sehr wohl und musste dringend für kleine Mädchen. Sie sagte, auch das sei typisch.

Allerdings merkte ich im Alltag noch keine Veränderung. Erst nach der zweiten Sitzung konnte ich tatsächlich circa zehn Tage die Sätze als Hilfe nutzen und es ging mir besser. Es war, als hätte jemand eine kleine Sonne in meinem Kopf aufgehen lassen, die einige Peiniger etwas überstrahlt. Man sagt, man brauche so ungefähr sechs bis zehn Sitzungen, ehe man richtig in Trance fallen kann und dann kann, diese Therapieform echt hilfreich sein.

Also von meiner Seite aus definitiv Daumen hoch. Ich mache weiter.

Und auch wenn die ersten Sitzungen noch keine tief greifenden Veränderungen zeigen, ist der Moment der lang ersehnten und seltenen Entspannung im Wald oder wo immer es euch gefällt, wunderbar.

Mein Tagesablauf

Nachdem ich mit meiner Störung an die Öffentlichkeit gegangen bin, haben mir viele Betroffene ihre eigenen Probleme in ganz normalen Tagesabläufen beschrieben. Also an dieser Stelle quid pro quo – ihr könnt vor dem Hintergrund der bereits geschilderten Situationen und Erkenntnisse einen weiteren Blick in meine Welt werfen. Irgendwie kann das auch tröstlich sein, denn ich denke, vielleicht erkennen sich einige sogar wieder.

Dann sag ich doch mal: »Guten Morgen!«

Wie ich aufstehe

Ich erwache nur schwer, da ich meistens extrem intensiv träume und von meinen Träumen, in denen ich immer die anstrengende Hauptrolle spiele, ohne jemals für den Oscar nominiert zu sein, noch ganz mitgenommen bin.

Nach dem Erwachen schmuse ich hingebungsvoll mit meinen geliebten Kätzchen, davon habe ich ja ganz am Anfang schon erzählt … Doch dann hilft nichts mehr – jetzt geht es los.

Auf in die Arena, à la *Und täglich grüßt das Murmeltier* … Jetzt beginnen die Rituale. So muss der erste Tritt aus dem Bett unbedingt direkt in den Hausschuh sein, denn sowohl der Fußboden als auch der Erdboden machen mir Angst und ziehen ausschweifende Reinigungsmaßnahmen nach sich. Nun wäre es optimal, könnte der zweite Fuß ebenfalls in seinen Kumpelschuh schlüpfen, doch jeder, der zu Hause ein Kätzchen hat, weiß, dass diese niedlichen Kobolde nachtaktiv sind. Hausschuhe sind beliebte Spielobjekte, und so liegt der zweite oft meilenweit weg oder unter meinem Bett versteckt. Da ich mich auf alle viere bücken muss, um ihn zu erreichen, steht das erste Hindernis bereits. Ich denke, dieser Vergleich ist ganz gelungen, denn der Weg bis zur Badtüre ist für mich jedes Mal so, als müsste ich einen megaschweren Hindernissparcour bewältigen. So kann ich die Tür zum Flur und zum Bad nur mit dem Ellenbogen öffnen, da ich gehörigen Respekt vor ihnen habe. Auf dem Weg zur ersten Hürde nehme ich aus den Augenwinkeln wahr, dass mein Kater nachts mal wieder die mit doppeltem Klebeband gesicherte Kühlschranktür geöffnet hat und dieser nun seit Stunden stromfressend vor sich hinsummt ...

Er hat sich sein Nachtmahl schmecken lassen. Mal abgesehen davon, dass alle von ihm auf dem Boden aufgereihten Lebensmittel für mich nun tabu sind, kommt automatisch Panik in mir hoch, dass ich nun aufgrund der entstandenen Stromkosten elendig verarmen werde.

Aber das nur als kleine Randpassage, denn an dieser Stelle meiner Morgenbeschreibung bin ich noch nicht mal geduscht. Okay, wo bin ich gerade – ach ja, im Flur.

Mein Flur ist sehr, sehr klein, und auch hier darf ich aus genannten Gründen weder an die rechte noch an die linke Wand stoßen.

Endlich gelange ich ins Bad und habe alles Unheil bis dahin glorreich umschifft, da bemerke ich, dass ich noch keine Hose dabeihabe. Warum das so wichtig ist? Ich kann nur in meinem vollkommen cleanen Bad Kleidungsstücke anziehen, durch deren Beine man die Füße zieht, da Füße im Allgemeinen den Boden berühren und der Boden – ihr wisst ja ...

Unterwäsche, Strümpfe und Strumpfhosen sind deshalb im Badezimmer stationiert. Also wieder zurück und schwupps, hinein in mein Schlafzimmer, in dem ich nicht schlafe, sondern Kleidung aufbewahre und trockne.

Wobei »schwupps« nun definitiv die falsche Wortwahl ist, denn mein Schlafzimmer ist zwar ein wunderschönes großes Zimmer, das dem Gutsherrn in früheren Zeiten als Jagdzimmer diente. Es trifft sich dennoch recht ungünstig, dass ich genau vor dem Schlafzimmertürrahmen mit die größte Angst habe, sodass es mir fast lieber wäre, es würde ein Schütze mit geladener Jagdbüchse drinnen auf mich lauern, als durch diese Tür gehen zu müssen. Das Türblatt habe ich schon längst ausbauen lassen, denn das hat mich massiv bedroht.

An dieser Stelle möchte ich anmerken, dass mir durchaus bewusst ist, wie *bekloppt* sich das alles anhört! Aber es hilft ja alles nischt – jetzt ist die Stunde der Wahrheit …

Im Schlafzimmer hängt also die Hose auf der Leine. Ich pflücke sie ab und transportiere sie, in Schutzhaltung an den Körper gepresst, wie eine Mutter ihr Kind aus dem brennenden Haus rettet, an all den Gefahren meiner Wohnung vorbei ins Bad.

Habe ich den Eindruck, dass die Hose auf diesem Weg irgendwo angestoßen ist, muss sie gewaschen werden. Dann hoffe und bete ich, dass ich noch eine zweite, saubere habe, ansonsten habe ich ein echtes Problem.

Okay, wir gehen davon aus, dass der Transport geglückt ist, und landen im Bad. So, jetzt unter die Dusche hupfen. Da ich mir noch einen Rest Würde behalten möchte, lasse ich den Vorgang des Duschens unbeschrieben. Es sei vielleicht nur so viel gesagt, dass, wenn ich angezogen mit meiner Tasse Kaffee am Fenster stehe und den neuen Tag begrüße, bei manch anderem die Kraftreserven für den weiteren Tag schon erschöpft wären. Bei mir (uns) aber nicht, und ich finde, das ist auch eine Leistung!

Natürlich frage ich mich oft, was ich alles erreichen könnte, wenn mir all die sinnlos verwendete Kraft tatsächlich zur Verfügung stände. Aber auch diese Gedanken führen wieder nur zu deprimierenden Denkschleifen, die unser Köpfchen eben aktuell nicht entheddern kann. Denn wenn ich mir mein Leben zurzeit insgesamt so anschaue, bin ich eigentlich gar nicht so unzufrieden mit der aktuellen Lage. Ständiges Grübeln hilft uns keinen Schritt weiter, sondern führt uns in einer Abwärtsspirale in die Depression. Eben nicht darüber nachzudenken und das Bauchgefühl wieder zu aktivieren wäre hier der deutlich bessere Weg zum »Sich-besser-Fühlen«.

Wie ich Frühstück mache

Auch das Decken eines gemütlichen Frühstückstisches stellt für mich eine nicht zu unterschätzende Herausforderung dar. Eigentlich kann ich mir diesen Anfang sparen, denn langsam frage ich mich, was stellt eigentlich keine Herausforderung für mich dar. Die wichtigste Regel beim Frühstücken lautet: Bitte nichts, was mit der Außenwelt in Kontakt gekommen ist, mit »cleanen« Dingen in Berührung kommen lassen. Auch nichts anfassen mit Händen, die vorher Dinge aus der Außenwelt berührt haben.

Beim Decken des Tisches folge ich demnach auch wieder einer Kontaminationshierarchie. Als Erstes das saubere Geschirr inklusive des Bestecks decken. Das Besteck darf hierbei nicht mit dem Tisch in Kontakt kommen. Dann mit denselben Händen nun das Brot aus der Tüte nehmen und auf einen Teller legen. Jetzt haben die Hände durch den Kontakt mit der Brottüte den ersten Kontaminationsgrad erreicht. Der ermöglicht es mir, die verpackten Lebensmittel aus dem Kühlschrank zu nehmen und schon mal zu öffnen. Zum Entnehmen der Lebensmittel muss ich mir nun die Hände waschen, welche mittlerweile die Stufe drei der Verschmutzung erreicht haben. Muss ich Verpackungen wie Gläser mit sauren Gurken oder Senf für ein weiches Ei, hmmm, auf dem Tisch platzieren, dürfen diese während des Essens auf keinen Fall mit den »sauberen« Dingen in Kontakt kommen.

Wenn doch, fällt es mir extrem schwer, diese weiter zu benutzen oder die Schnitte, die an die Butterpackung stieß, noch zu verputzen. Es ist anstrengend, und mal wieder stehe ich in Erdmännchenposition völlig sinnfrei auf meinem Achtung!-Hügel.

Also, ich sage es mal vorsichtig: Die Dinge, die ich esse, richtig zu genießen, fällt mir in diesem Stress nicht leicht. Früher litt ich unter starken Muskelschmerzen, da ich ständig unter Strom stand und somit ständig verspannt war. Heute ist zum Glück und dank Behandlung vieles besser. Trotzdem bin ich irgendwie erleichtert, wenn diese hochgefährliche Frühstückssituation wieder vorüber ist und die Lebensmittel sicher zurück im Kühlschrank gelandet sind.

Mir fällt gerade erneut auf, dass diese Neurosen einfach ständig versuchen, einem alles zu verderben und so viel Freude wie irgend möglich am Leben zu nehmen. Ich weiß noch, wie es früher war, als mich auch noch die Hypochondrie in ihren Fängen hielt. Ich wusste, wenn ich zum Beispiel in den Urlaub flog oder zu Weihnachten nach Hause fuhr – alle Arbeit war erledigt, die Geschenke gekauft und eigentlich hätte man sich jetzt nur noch freuen müssen –, dass genau in dem Moment der Dämon in mir leise flüsterte: Du hast bestimmt irgendeine Stelle deines Körpers nicht richtig abgescannt und irgendwo in dir wächst eine lebensbedrohliche Gefahr. Wenn du jetzt zum Arzt gehen würdest, statt in Frieden Weihnachten zu feiern, könntest du es vielleicht noch schaffen ... Tja, dann sag ich mal: FROHE WEIHNACHTEN!

Zum ganz, ganz großen Glück ist das heute anders. Dadurch, dass ich meine Dämonen kenne und weiß, wie sie reagieren und funktionieren, bin ich vorbereitet. Und wenn sich an diesen Stellen einer meldet, sage ich: »Du nicht, mein Freund. Du fährst jetzt mal ganz schnell rechts ran!« Genau das ist der Weg, die kleinen Teufel nicht überzubewerten, sie nicht zu dramatisieren und sie nicht zu wichtig zu nehmen. Sie leben von unserer Angst, die macht sie stark und größer. Man kann sie schwer abschütteln, aber man kann lernen, mit ihnen zu leben. Je mehr man sie akzeptiert, umso leiser und kleiner werden sie.

Ganz bestimmt – Indianerehrenwort!

Wie ich Wäsche wasche

Jeder halbwegs erwachsene, selbstständige Mensch, der Mami und Papi Adieu gesagt hat, ist hinlänglich über den Vorgang des Wäschewaschens informiert. Ist ja auch nicht allzu kompliziert. Man trennt die bunte Wäsche von der hellen und sortiert diese Haufen nochmals nach Stoffen und Temperaturempfindlichkeit. Dann stellt man den entsprechenden Waschgang ein, wählt das richtige Waschmittel, einen dufte Weichspüler, stopft die Klamotten mit Schwung in die Luke, drückt auf »Start« und schon geht's los. Rumpel, Pumpel, Fidibus und die Wäsche ist sauber.

Ja, ja, die Hausfrauen von heute haben es schon leicht. Vorausgesetzt, sie ticken nicht so verquer wie ich. Denn für mich fehlt an der Waschmaschine eindeutig noch ein wichtiger Programmknopf, der folgende Einstellungsmöglichkeiten aufweisen sollte:

1. unbelastet
2. leicht kontaminiert / Desinfektion im Spülgang
3. kontaminiert / Desinfektionswaschmittel benutzen + Desinfektion im Spülgang
4. schwer kontaminiert / Selbstzerstörung aktivieren

An dieser Stelle lässt sich ganz gut erläutern, warum bei mir die Geschichte der Dinge zu dauerhafter Angst vor ihnen führen kann. Gehen wir also mal gemeinsam zu meinen Schmutzwäschestapeln und beginnen, die Wäsche zu sortieren. Okay, was haben wir denn hier Feines, ah, das ist der graue Pullover vom Wochenende, den ich bei der Podiumsdiskussion zur Immobilienmesse am Samstag trug. Die Messe war mäßig besucht und der Kaffee miserabel, trotz allem hat es der Typ, der neben mir vor dem Aufgang zum Podium stand, geschafft, mir an die Schulter zu grapschen.

Es ist ein Nachteil meines Bekanntheitsgrades, dass die Menschen um mich herum weniger Berührungsängste haben und von meinen nichts wissen. Als Person des öffentlichen Lebens haben die Leute oft das Gefühl, sie wären einem fast freundschaftlich verbunden, und da sie mich kennen, müsste ich sie auch kennen. Pustekuchen! Der Typ war anscheinend auch dieser Täuschung erlegen und redete ohne Unterlass auf mich ein. Dabei kam er auch viel zu nah. Ich kann es gar nicht leiden, wenn Menschen diesen speziellen Abstand (ich glaube, es sind so um die fünfzig Zentimeter) hinsichtlich der gegenseitigen Körpernähe nicht achten. Zudem kam Folgendes erschwerend hinzu: Kennt ihr das? Es gibt Menschen, deren Nähe ist einem irgendwie nicht angenehm, und wäre der einzige freie Sitzplatz in einem überfüllten Zug von München nach Flensburg neben einem solchen Menschen, würde man sich lieber die Beine in den Bauch stehen, als sich neben ihnen niederzulassen.

Um genau diesen Typ Mensch handelte es sich im vorliegenden Kriminalfall und mein Unterbewusstsein speicherte diese Situation als eine (Defense Condition-) Stufe-3-Situation ab. Eben oder gerade deshalb, weil mir der Typ einfach suspekt war. Schwer zu durchschauen, künstlich und unecht. So aufgesetzt und manipulativ, eben ein echter Immobilienfuzzi, der fast alles nur dafür tut, um Geld oder persönlichen Vorteil aus einer Situation und den Menschen zu ziehen. Gegen dieses Verhalten bin ich allergisch. Wäre es die nette Hostess gewesen, fast kein Problem, der Pullover wäre maximal mit Stufe 2 durchgekommen, wenn überhaupt.

Tja ja, die Kreise, die sich schließen. Diese vielen, vielen übersteuerten Gedanken und Emotionen, sogenanntes Zwangsgrübeln (auch typisch für Depressionen), deren Herr man einfach nicht mehr ist. Mein Waschzwang hat somit stets etwas mit den Menschen in meinem näheren Aktionsfeld zu tun. Das bedeutet nicht, dass diese Personen schmutzig sind oder irgendwelche ekligen Dinge an sich rumhängen haben – denn okay, in einem solchen Fall geht, glaube ich, jeder etwas auf Abstand. Es ist der Umstand, dass man es den Menschen nicht ansieht, ob sie gut oder böse sind. Früher hatten die wenigstens manchmal noch eine Augenklappe oder waren tätowiert. Würde ich nach solchen Kriterien werten, müsste ich schleunigst meinen Steuerberater wechseln ... Ja, ich denke, auf dieses Klein-Mädchen-Denken läuft es hinaus, wie im Märchen: Gut gegen Böse. Es geht um Werte im menschlichen Miteinander.

Ich oder hier besser mein Unterbewusstsein haben Erfahrungen gemacht, oft auch ganz unbedeutende, die das naive Grundvertrauen in den Menschen erschüttert haben. So misstraut man irgendwie mit der Zeit fast jedem, traut vielen vieles zu.

So, jetzt aber weiter, sonst haben wir morgen nichts anzuziehen. Was haben wir denn hier ... also diese Jacke ist eine glatte Kategorie 2. Ich mag sie gern und eigentlich sollte man sie nicht waschen. Aber diese Pflegehinweise sind für mich wie ein Einfahrt-verboten-Schild, ein nett gemeinter Vorschlag, nicht mehr. Diese Jacke hatte ich am Freitag zur Designers'-Open-Messe an. Die Messe war ein klarer Reinfall, denn außer einer wahnsinnigen Ausdruckstänzerin und einigen Filzhutherstellern und Löffelschnitzern gab es nicht viel zu sehen. Ein einziger Stand, an dem herzige Bübchen in Tirolerhüten Gin Tonic ausgaben, gab der Reise ihren Sinn. Was kam, war dem Konsum mehrerer Gin Tonics geschuldet, denn der führte zu der Notwendigkeit, meine Blase dringend zu erleichtern. Da ich die Benutzung öffentlicher Toiletten gern umgehe, hüpfte ich hinter den nächsten Busch und trat prompt in einen Hundehaufen. Für normal tickende Menschen ein Grund, den betroffenen Schuh flink im Gras abzustreifen und vielleicht ein, zwei Witzchen zu reißen. Hah, aber für mich und meine fehlgeleiteten, überdosierten Botenstoffe ist das ein klassischer Anlass, um Alarmstufe Rot auf allen Decks auszurufen und sofort darauf in Panik zu versinken. Denn wer weiß, ob das ein *harmloser* Hund war? Wer weiß, *wer das dort warum* platziert hat?

Ich hatte Glück, dass auf dem angrenzenden Gewerbegebiet noch ein Schuhladen offen hatte, wo ich mir neue Stiefel kaufen konnte. Alle äußerst logischen Argumente meiner Schwester (welche die Freude hatte, mich zu begleiten) wie: »Welcher Mensch würde sich hier auf dem gut ausgeleuchteten Messegelände, auf dem überall Security patrouilliert und wo es eine Vielzahl gepflegter WC-Einrichtungen gibt, hinter einen dünn belaubten Busch hocken und …« drangen gar nicht zu mir durch, da die Panik mich in ihrer eisernen Hand hielt.

Falls sich der Leser jetzt fragt, was das alles noch mit der Jacke zu tun hat, na, das ist doch klar: Die hatte ich in dem Moment an! Und man weiß ja nie! Kontrolle ist besser, und ehe man dann wieder ewig Angst vor der Jacke hat, wird sie mal lieber kurz desinfiziert. Also, Stufe 2 passt.

Oh, jetzt ist aber Vorsicht geboten! Das Tuch ist eine Stufe 3, denn es ist mir beim Sonntagsausflug mit Mutti von der Schulter geflattert und auf dem *Boden* gelandet! Zum Glück waren dort weder Zigarettenkippen noch irgendwelcher anderer Zivilisationsmüll – sonst wäre das Tuch bereits im Tuchhimmel. Leider zwingt mich meine Macke ab und an dazu, Klamotten, die in den Alltagsdreck gefallen sind, wegzugeben oder im schlechtesten Fall wegzuwerfen. Noch gut tragbare Kleidungsstücke stecke ich auch oft in den Altkleidercontainer. Seht ihr, und schon macht die Macke wieder Sinn. Und so lässt sich ab und an in unseren Neurosen auch etwas Gutes entdecken.

Wie ich mich draußen bewege

Ich weiß nicht, ob jemand den Film *Besser geht's nicht* mit Jack Nicholson gesehen hat. Ein ganz toller Film, der im Großen und Ganzen viel zu diesem Thema verdeutlicht. Mir fällt gerade auf, dass verhältnismäßig oft Themen dieser Art ans Licht der Medien kommen, denn auch die TV-Serie *Monk* lässt seinen Helden innerhalb seiner Zwänge ermitteln.

Das zeigt, wie populär und wie wichtig dieses Thema heute ist. Jack Nicholson bewegt sich nun recht verhaltensauffällig durch den Alltag, und ich kann das sehr gut nachvollziehen. Auch ich muss beim Laufen draußen ständig den Boden vor mir checken, ob da nicht so etwas Hochverdächtiges wie ein abgelutschter Eisstiel, eine Zigarettenkippe oder andere unangenehme Dinge liegen, in die man hineintreten könnte. So lege ich denn einen kombinierten Drüberhüpf- und Ausweich-Laufstil an den Tag, der etwas stressig ist. Also, liebe Bekannte, wenn ich manchen auf der Straße nicht bemerke – ich habe in dem Moment zu tun. Auch ist es mir nicht möglich, Klinken, Fahrstuhlknöpfe, Türöffnerknöpfe des Nahverkehrs oder ähnlich notwendige Dinge zu berühren. Meist habe ich etwas dabei, was ich dafür benutzen kann. Habe ich es vergessen, kann es mitunter etwas dauern, bevor ich aus einem Raum komme, ohne dass mir jemand entgegenkommt und die Tür von außen öffnet. In Restaurants sitze ich bevorzugt mit dem Rücken an der Wand, damit mich niemand anrempelt. Dass ich kein Fan vom Händegeben bin, ist, glaube ich, nachvollziehbar und hat sich herumgesprochen. Zusammenfassend kann man sagen, dass ich versuche, mit so wenig Kontakt wie irgend möglich mit der »Draußenwelt« durch den Tag zu kommen. Das bedeutet unter anderem eine Daueranspannung für den Körper. Ich war früher sehr verspannt und brauchte ständig Massagen. Dass das heute deutlich besser geworden ist, ist auch ein Zeichen dafür, wie viel besser es mir geht.

Wie ich einkaufe

Letzten Donnerstag hat eine ehemalige Lehrerkollegin meine Mutti angerufen und gefragt, ob mit mir alles in Ordnung sei. Sie habe mich zufällig beim Einkaufen im Supermarkt beobachtet und dabei ganz und gar nicht den Eindruck gehabt.

Nun sagen wir es mal so, da ich die Dinge seit Jahrzehnten anders handhabe als andere, wundere ich mich nicht sonderlich über die Verwirrung der Dame. Wohl eher über den Umstand, dass sie sich lieber wie ein Ornithologe auf der Jagd nach dem gelben Rotschwanzkibitz durch die Regale schleicht, um mich zu beobachten, statt mir einfach ein Halli-Hallo entgegenzuschmettern und sich auf ein aufklärendes Schwätzchen einzulassen. Na ja, wahrscheinlich wirkt man doch etwas verstörend auf den normalen Menschen, wenn man, mit einem Gummihandschuh an der Greifhand bewaffnet, einen Riesenstapel Lebensmittel auf dem Arm balanciert und versucht, mit dem letzten beweglichen Fingerchen unbedingt noch eine Tüte Erdnussflips in dieses wackelige Konstrukt zu integrieren. Anstatt einfach bequem mit einem Einkaufswagen durch die Gänge zu flanieren.

Aber beginnen wir am Anfang. Auch das Einkaufen stellt für mich eine beachtliche Tagesaufgabe dar. Im Laufe der Jahre habe ich dabei verschiedene Taktiken entwickelt. Bewährt hat sich aktuell zum einen die Variante, sich beim Einmarsch in den Supermarkt eine frische Plastiktüte aus dem Kassenbereich zu schnappen und gleich in diese hinein einzukaufen. Denn natürlich bereitet mir die Benutzung eines Einkaufswagens gewisse Schwierigkeiten, da die Lenkstange dieses praktischen Helfers tagtäglich von ganzen Hundertschaften angefasst wird.

Die Variante »Einkaufstüte« bedeutet allerdings die unangenehme Situation, dass man ständig schief von den Marktmitarbeitern angeguckt wird und einem, vor allem wenn man dabei so gekleidet ist wie ich, gut geplanter Tütenklau unterstellt wird. Da ständige Beobachtung für Einkäufer wie mich mit das Schlimmste ist, was man mir antun kann, ist die Tütenvariante leider doch Geschichte.

Die Stapelvariante, die ich auch im Fall der Beobachtung durch Muttis Exkollegin angewendet hatte, ist eigentlich auch nicht besonders empfehlenswert, vor allem wenn man wie ich sein Einkaufsverhalten nicht im Griff hat. So denke ich jedes Mal, wenn ich einen Supermarkt betrete: Okay, was brauche ich? Zucker, Katzenfutter und Essig. Also summa summarum drei Dinge, die locker auf den Armen Platz fänden.

Im Laufe meines Rundgangs erweitert sich allerdings die anfängliche Drei-Produkte-Liste um das Zigfache und der instabile Warenturm auf meinem Arm beginnt bedrohlich zu wachsen. Erschwerend kommt hinzu, dass ich jeweils nur Dinge aus der hintersten Reihe wähle. Was mit eingeschränkter Bewegungsfreiheit (Warenturm auf Arm) oft eine *Mission Impossible* darstellt. Denn was passiert, wenn man unbedingt das letzte Duschbad nach vorn bugsieren will? Richtig – die ersten in der Reihe purzeln munter herunter. Nun lässt man sich kurz von empörten Kunden – übrigens völlig zu Recht – beschimpfen: Ein solches Verhalten sei einfach unmöglich! Dann geht man erröteten Hauptes weiter. Die apokalyptisch große Gefahr besteht allerdings darin, dass man statisch dumm und schief gebaut hat und einem der ganze Kladderadatsch vom Arm auf den Fußboden plumpst. Dann, Houston, haben wir ein echtes Problem! Denn wir haben bekanntlich Angst vorm Fußboden und somit sind alle Waren mit einem Schlag kontaminiert. PANIK! ALARMSTUFE ROT AUF ALLEN DECKS! SCHILDE HOCH! RETTUNGSSCHIFFE KLARMACHEN! GESCHWINDIGKEIT WARP 4!

Tja, flinke Füße wären hier eine Lösung. Allerdings eine schlechte, denn man würde dieses Geschäft beim nächsten Mal nicht mit derselben Leichtigkeit betreten.

Man baut sich mal wieder selber seine Hürden, die einem dann auch unüberwindbar erscheinen. Man grenzt sich ein oder aus, egal, wie man es betrachtet. Als ich noch in Leipzig in einem sehr schönen, zentrumsnahen Viertel wohnte, konnte ich irgendwann nur noch in einem großen, anonymen Einkaufszentrum an der Stadtgrenze einkaufen. Alle anderen Läden und Geschäfte in meiner Nähe waren tabu – ich schämte mich, sie aufzusuchen, da mir dort Ähnliches passiert war. Ich bildete mir ein, dass alle Verkäuferinnen über mich tuschelten: Guckt mal! Jetzt kommt die Bekloppte wieder. Mal schauen, was sie heute wieder anstellt. Ich fühlte mich beobachtet und war in meinem Handeln extrem verunsichert.

Heute weiß ich, dass das an vielen Stellen nicht stimmt. Wenn doch mal jemand kichert, na und, sollen sie doch. Sie haben ja auch irgendwie recht. Bestenfalls stellt man noch eine willkommene heitere Unterbrechung ihres Arbeitsalltags dar und sie haben beim Abendbrot mal wieder was zu erzählen.

Sehe ich jemanden kichern, kichere ich einfach mit und sage Sätze wie: »Was soll's, hat halt jeder so seine Macke.« Fast jedes Mal bin ich überrascht, wie verständnisvoll die meisten Menschen reagieren. Im Gegenteil, oft erzählen sie mir dann fast erleichtert von ihren eigenen Macken oder von Problemen im Freundeskreis beziehungsweise in der Verwandtschaft.

Auf diese Weise habe ich einen Lösungsweg gefunden, der zwar etwas Überwindung kostet, einem aber das Leben extrem erleichtert. In Läden oder anderen öffentlichen Einrichtungen, welche ich häufiger aufsuche, erzähle ich den Mitarbeitern von meinen Ängsten und Zwängen. Man muss ja nicht ins kleinste Detail gehen. Die Menschen haben immer Verständnis und nehmen Rücksicht auf meine besonderen Befindlichkeiten. Also Lösung Nummer eins: den Stier bei den Hörnern packen und sich mitteilen!

Es ist toll und erstaunlich zu sehen, wie die Menschen darauf reagieren! Dadurch wurde mein Leben sehr viel leichter und gleichzeitig hat es die berühmte Angst vor der Angst gemindert. Eingeweihte kennen diesen Teufelskreis.

Da fällt mir übrigens ein guter Psychologenwitz ein. Doch bevor ich den erzähle, hier noch der zweite, ultimativ beste Einkaufstipp für uns Phobiker: ganz einfach, Leute, den Einkaufswagen umdrehen und verkehrt herum, mit der Schiebestange vorneweg, fahren.

So rollt er nämlich genauso gut!

Jetzt aber der Witz zum Thema »Die Angst vor der Angst«:

Es geht ein Gerücht um im Wald: Der Wolf habe eine Todesliste. Die Tiere sind alle ganz verängstigt und eingeschüchtert. Der Hirsch fasst sich als Erster ein Herz und geht zum Wolf: »Sag mal, stehe ich auf der Todesliste?« Der Wolf schaut nach: »Ja.« Der Hirsch ist wahnsinnig erschrocken und erzählt sofort allen Tieren, dass er auf der Todesliste steht. Zwei Tage später ist der Hirsch tot. Alle Tiere sind noch mehr voller Angst und trauen sich kaum noch zu atmen. Als Nächstes geht der Dachs zum Wolf: »Bin ich auch auf der Todesliste?« Der Wolf guckt nach: »Ja.« Starr vor Schreck, erzählt auch der Dachs den anderen Tieren, dass er draufsteht. Zwei Tage später ist auch der Dachs tot. Die Angst unter den Tieren kennt kaum noch eine Steigerung. Da macht sich der Hase auf den Weg zum Wolf: »Ist mein Name auch auf dieser Todesliste?« Der Wolf kontrolliert: »Ja, du stehst drauf.« Der Hase: »Sag mal, kannst du mich streichen?« Der Wolf: »Ja, klar, kein Problem!«

Und – erkennen sich hier einige wieder?

Also, stellt euch eurer Angst und versteckt euch nicht vor ihr. Sprecht die Dinge aus und an, dann wird sich ein Lösungsweg finden. Ich versuche es heute so: Ich habe zum Beispiel morgen einen Termin, sagen wir, bei der Kosmetik. Meine Dämonen versuchen mir am Tag zuvor alle möglichen Horrorszenarien einzureden. Die Kosmetikerin wird den Pinsel auf die Erde fallen lassen, sie wird die pflegende Maske mit dem Töpfchen Salzsäure verwechseln, sie wird sich und mich verletzen, indem sie stürzt und im Fallen die Liege mit herunterreißt! Heute sage ich dem Dämon klar und deutlich: STOPP!

Und zu mir: »Nun geh doch erst mal hin, schau dir alles an, sprich mit der Kosmetikerin über deine Ängste und ihr werdet einen gemeinsamen Weg finden. Wenn nicht, kannst du einfach wieder gehen.« Das tue ich dann auch, und wieder einmal bestätigt mir die Kosmetikerin, dass sie diese Probleme kennt und dass ich nicht die Einzige bin, die so tickt.

Das Thema »Essen« an sich

In diesem Zusammenhang und mit dem Teller Nudeln, den ich soeben beim Schreiben verputze, ist mir noch eine Störung in meinem Verhalten eingefallen. Da ich noch nicht weiß, ob ich das hier überhaupt veröffentlichen werde, schreibe ich einfach alles, was meinem leicht benebelten Köpfchen so einfällt. Denn auch ein Gläschen Rotwein gehört zum Abendritual. Ich leide nämlich auch noch unter Essstörungen. Der Teller Nudeln will auch schon wieder unbedingt raus. Ich werde aber heute mal nicht nachgeben – er bleibt drinnen. Vor allem Nudeln, die ich so gern esse, dass ich mich mit der Menge nicht beherrschen kann, erbreche ich nach deren Genuss fast regelmäßig. Aber heute nicht, denn es kann ja nicht sein, dass ich das alles schreibe, ohne daraus zu lernen. Ihr könnt also live dabei sein, wie ich mich beherrsche. Solange ich hier schreibe, verdaue ich nämlich.

Diese Essstörungen bagatellisiere ich regelmäßig, auch vor meinem Therapeuten. Euch verrate ich es heute, denn ich will hier und auch vor mir ehrlich sein. Ich hatte noch nie ein besonders gutes Verhältnis zu meiner äußeren Hülle. Sagt man mir, ich sei nicht besonders ansehnlich, neige ich dazu, es zu glauben. Sagt man mir das Gegenteil, dann denke ich: Na, wenn der wüsste, wie viel davon Schminke ist.

Bitte nicht verwechseln – ich mag mich, aber ich kenne einfach meine Hülle nicht so richtig, habe irgendwie keinen wirklichen Bezug zu ihr. Ich möchte manchmal ganz dünn sein, damit immer weniger von meiner äußeren Hülle da ist und damit meine Seele freier ist. Ja, da sind sie wieder, diese äußerst merkwürdigen Gedanken.

Ich weiß gar nicht, wann ich zum letzten Mal ohne schlechtes Gewissen etwas Leckeres gegessen habe. Dabei liebe ich es zu essen. Als Kind war eine meiner Lieblingsbeschäftigungen, Kochbücher oder den *Guten Rat* (Kochzeitung in der DDR) durchzuschmökern und mir die Bilder mit tropfendem Zahn anzugucken. Manchmal denke ich mir mein Lieblingsschlaraffenland aus und beginne stets mit dem Berg aus Kartoffelbrei, aus dem oben vulkanartig flüssige Nussbutter eruptiert. Wie gesagt – ich liebe Essen.

Bis vor Kurzem gehörte ich auch noch zu den liebenswerten Zeitgenossen, die jedem am Tisch im Restaurant erzählen müssen, wie viel Kalorien er gerade auf seinem Teller hat, nur um seinen eigenen Frust zu verbergen, wenn man parallel den kleinen Salat mit Luftbeilage diniert. Vor einiger Zeit habe ich einen interessanten Beitrag gehört, dass man sich immer Folgendes vorstellen muss: Du kommst in ein Restaurant und bestellst knusprige Frikadellen mit deftigem Kartoffelbrei und leckerem Gurkensalat. Der Kellner kommt und stellt dir einen Teller Rohkost vor die Nase. Wie unzufrieden wirst du dann sein? Und du wirst dir bestimmt schwören, dieses blöde Restaurant nie wieder zu besuchen. Dieser unfähige Kellner, das bist du – also, im vorliegenden Fall natürlich ICH. Du bist der Wirt deines Körpers. Das Verrückte daran ist, dass dein Körper dir durch deinen Appetit oft genau sagt, was er gerade braucht. Braucht, um gesund und kräftig zu sein.

Lasst uns wieder mehr auf ihn und uns hören. Wichtig ist, dass man sich wohlfühlt, und zwar am besten im Einklang von Körper und Seele. Denn auch richtige Ernährung ist für unsere Seele, unseren Geist ganz, ganz wichtig.

Zeit und Gesellschaft unter Verdacht

Eine flammende Rede

Wir leben in einer Zeit voller gravierender gesellschaftlicher Probleme: Zeitnot, Existenzängste, sozialer und persönlicher Druck, Profilneurosen und Versagensängste knechten und knebeln uns. Die Zeit, in der wir leben, macht es uns dabei besonders schwer.

Ich selbst bin seit circa 2002 in Behandlung und leide seit circa 1991 unter Handlungszwängen. Immerhin kenne ich mittlerweile meine Dämonen.

Es ist auffällig, dass die Anzahl der psychischen Erkrankungen und der Verhaltensstörungen von Jahr zu Jahr zunimmt. Ich bin mir fast sicher, dass jeder Dritte von uns jemandem im Freundes- oder Bekanntenkreis hat, der davon auf irgendeine Weise betroffen ist.

Aber warum ist das so? Kamen irgendwelche Aliens und haben unseren Hirnstoffwechsel manipuliert?

Und das in einem Land, das im weltweiten Vergleich mit an der Spitze des Wohlstandes und der Absicherung seines Volkes steht. Woran also kann das liegen? Warum sind wir nicht glücklich genug?

Da es mir fernliegt, an dieser Stelle eine Rede über unsere Gesellschaftsordnung und unsere Politik zu halten, fasse ich die Dinge, so wie ich sie empfinde, à la Sesselpolitiker in kurzen Sätzen zusammen. Zu mehr fehlt mir der Durchblick.

Wir leben in einer Gesellschaftsordnung, die Angst, Habgier und Egoismus, als Individualität getarnt, züchtet und fördert. Tagtäglich werden uns neue materielle Wünsche suggeriert, und viele von uns laufen wie hypnotisiert in die Läden, um diesen Kaufzwang zu befriedigen. Ich denke hier in erster Linie an Mobiltelefone, Tablets und Zubehör. Oder aber auch an Kosmetik, Autos, Schuhe mit Lichteffekten, Einbauküchen, Tätowierungen, Tunnel im Ohr oder Keramikhirsche an der Wand. Die Liste ließe sich endlos fortsetzen.

Ich denke, das ist so eine Pseudo-Befriedigung, um die Leere zu füllen und unserem Leben, wenn auch nur für einen kurzen Moment, einen Sinn zu geben. Dieser Konsumzwang ist perfekt für unsere Wirtschaft. Nur wir bleiben dabei auf der Strecke.

Wir haben kaum noch Helden, an denen wir uns orientieren können. Politiker sind Lobbyisten, Sportler lassen sich dopen. Schauspieler und Künstler erscheinen ständig mit Skandalen (Sexskandale, Pinkelaktionen, Schlägereien) in den Medien.

Wir haben das Gefühl, fast niemandem mehr trauen zu können. So hat es mich zum Beispiel extrem entsetzt zu erfahren, welche Kriterien das Gesundheitsministerium unserer Nahrungsmittelwirtschaft in puncto Volksgesundheit vorgibt. Ich mache es mal kurz: Es muss irgendwie verdaubar sein und irgendwie möglichst unten wieder rauskommen. Und so landet eben mal kurz eine Kelle Tapetenkleister im Fleischsalat. Bon appetit! Lebensmittelskandale, je nach Absatzbedarf des Marktes, übersäen das Land. Was kann ich überhaupt noch essen und trinken? Und wenn ich selber produziere, steht bestimmt übermorgen in der Zeitung, dass der Boden verseucht ist.

Wir leben in einem Land, das uns zwar das Gefühl gibt, mitreden zu können, uns jedoch mit lächerlichen Debatten über Rauchen in öffentlichen Einrichtungen ablenkt und die großen Entscheidungen ohne uns und nur im Sinne des Geldes trifft. Menschenfeindlichkeit wird hierbei nach innen und außen provoziert und zugelassen.

Wir fühlen uns zu oft macht- und hilflos, vor allem auch, was unsere Umwelt, das Klima etc. betrifft. Wie oft hören wir den schrecklichen Satz: »Na ja, was soll's, für mich und meine Enkel reichen die Luft oder das Wasser noch!«

Wie soll man als Mensch in einer solchen Welt zurechtkommen? Die Frage nach dem Sinn des Lebens stellt sich für uns ganz neu. Es ist wichtig, gemeinsame Werte zu haben und ein sinnvolles Leben zu führen, das einen ausfüllt.

Bhutan zum Beispiel ist ein Land, das im Ranking der Entwicklungsländer um die Zufriedenheit ihrer Einwohner ganz oben rangiert. Das ganze Land weist einen enorm hohen Glücklichkeitsfaktor auf. Der alte König von Bhutan, Jigme Singye Wangchuck, prägte in einem Interview den vielsagenden Begriff »Bruttoinlandsglück«. Er wurde nach dem Bruttoinlandsprodukt befragt, welches natürlich nicht allzu beeindruckend war, und antwortete, das sei für ihn kein alleiniger Gradmesser für die Entwicklung und das Wachstum eines Landes. Die Zufriedenheit der

Einwohner im Einklang mit gesundem und rücksichtsvollem Wirtschaftswachstum – das sei für ihn ausschlaggebend. Was für ein weiser Mann und welch weise Gedanken. Glück und Zufriedenheit als oberstes Staatsziel, denn die Gleichung mehr Wohlstand gleich mehr Zufriedenheit scheint nicht aufzugehen. Das haben auch schon einige Regierungen in Europa begriffen und versuchen aktuell gegenzusteuern.

Das Wort »Lebensqualität« wird neu definiert. Na, dann lasst uns mal kollektiv hoffen.

Es sind schlicht wirklich viele Menschen unzufrieden und nicht besonders glücklich in unserem Land. Egal, ob sie zu viel arbeiten oder nicht arbeiten können und dürfen. Hilflos schauen wir zu, wie Politiker, Sportler, Schauspieler und Sänger Unsummen einheimsen und sich gerade auch in der Politik die Seilschaften verketten. Jeder von uns sucht nach Halt und Sinn und manche landen auf dieser Suche eben auch im Unsinn.

Ich mache für mich einen Doppelstrich unter diese natürlich deprimierenden Gedanken. Schluss mit der Manipulation. Ich nehme mich zumindest aus *diesem* Hamsterlaufrad raus. Ich tue jetzt Gutes für mich, bis ich wieder zu Kräften komme, um dann wieder Gutes für andere tun zu können.

Hanka versus Hanka

Da ist die eine Hanka, an die ich mich erinnere und die ich sehr mag, die ich wieder werden will, die immer noch da ist, die sich nicht kleinkriegen lässt und die immer lauter Stopp ruft und: Ich will das nicht mehr! Daneben die gestörte, hilflose Hanka – diese eigenartige Hülle –, die manchmal alles zu bestimmen scheint.

Diese beiden scheinen aktuell noch einander zu bedingen, beide habe ich gelernt zu akzeptieren und zu respektieren. Auch meine Seele hat sich Hilfe genommen: Mitleid und Verständnis für diese verstörte kleine Hanka zu haben und sie nicht als Loser zu sehen. Und so viel Stress, Angst und doofe Gedanken ich auch habe, so viel intensiver spüre ich Glück, Sonne, Meer und Waldesrauschen ...

Wir können und müssen lernen, damit zu leben, und uns nicht unterkriegen lassen. Nicht verzweifeln, mal durchatmen und versuchen, die Dinge von oben zu sehen. Man sollte versuchen, sein Unterbewusstsein zur Sprache kommen zu lassen, denn dort liegt die Ursache verbuddelt. Ich zum Beispiel träume wahnsinnig intensiv, voller gewaltiger Bildsprache, und ich lasse mich auch im Alltag auf diesen Kampf ein, ohne irgendetwas künstlich zu dramatisieren. Unser Kopf kann die Lösung nicht finden, denn hier laufen biologische, chemische und physikalische Dinge schief. Ergo keine Chance. Das Problem muss outgesourct werden, es hat nichts mit dir zu tun!

Lernt eure Dämonen kennen und habt keine Angst davor, wenn sie kommen. Denn genau das ist es – die Angst vor der Angst –, das teuflische Hamsterlaufrad, das wir uns selbst gebaut haben. Ja, es ist selbstzerstörend, ja, scheinbar wollen wir uns für irgendetwas bestrafen, na und – scheiß drauf! Es ist wie im Märchen, wenn das Monster sieht, dass wir uns nicht fürchten. In dem Moment verliert es seine Macht.

Na ja, oder frisst einen auf.

Aber nicht bei uns, das haben wir zum Glück in der Hand!

Meine Erfolgsstrategie

Manche Menschen wundern sich darüber, dass ich trotz meiner psychischen Ladehemmung solche Projekte wie *Big Brother* hinter mich bringen konnte. Einige Skeptiker, auch aus meiner engeren Familie, behaupten, daran festmachen zu können, dass es wirklich alles nur Einbildung ist. Ich merke gerade, dass es in meinem Fall in der Tat für mich ein großes Problem ist, mit meinem Leiden von meiner Familie ernst genommen zu werden. Aus dem näheren Umfeld Unterstützung zu bekommen und auch mit der Macke anerkannt zu werden ist schwierig und selten.

Ältere Generationen sehen es auch immer noch als peinlich für die Familie an ... als gäb's da einen Cousin Bertram, der im Keller an der Kette gehalten wurde. (Ist natürlich nur ein drastisches Beispiel, so weit geht selbst meine Familie nicht!)

Bei *Big Brother* zum Beispiel habe ich mir einfach zu helfen gewusst. Das ist es ja, ich bin ja lebensfähig, fähig, am Alltag und am Leben teilzunehmen. Ansonsten hätte man mich schon eingewiesen.

Ich weiß mir zu helfen – in vielen Lebenslagen. Mit großem Stolz kann ich somit verkünden, dass nach langen Jahren der Therapie die Einschränkungen im Alltag, vor allem was die Teilnahme am öffentlichen Leben angeht, viel geringer geworden sind. Meine Taktik heute, da man ja wieder vor allem *die Angst vor der Angst* bekämpfen muss, ist, dass ich zu mir sage: »Nun geh doch erst mal hin. Wenn dort etwas ist, was dir Angst macht, wirst du schon einen Weg finden, damit umzugehen.«

Genauso versuche ich dann, die Dinge, die mir an diesem Tag Angst machten, wenn ich nach Hause komme, nicht mit in den nächsten Tag zu nehmen. Das heißt also, wenn ich mir zum Beispiel gestern im Eiscafé nicht sicher war, ob der Herr neben mir mit seiner Eiswaffel an meine Jacke kam oder nicht, wasche ich die Jacke, sobald ich nach Hause komme, und lasse sie nicht ungewaschen hängen. Ansonsten wird die Angst bis morgen größer, so hingegen wird sie durch den Schlaf gelöscht. Ich weiß mittlerweile hinlänglich mit der Angst umzugehen.

Heute zum Beispiel habe ich mir vorgenommen, die Dinge unter meinem unbenutzten Minitrampolin in meinem Schlafzimmer hervorzukramen. Dort schiebe ich nämlich seit einem Vierteljahr alles drunter, was mir suspekt ist. Aktuell, während ich das schreibe, liege ich noch immer im Bett, obwohl es schon, wartet mal … oh verflixt – tatsächlich schon wieder Viertel vor zwölf ist. Während ich das schreibe, schnürt mir allerdings die Angst bereits wieder die Kehle zu und mein Mund wird trocken. Jetzt sage ich zu mir selber, ach, komm, Kleine, du musst ja nicht. Steh erst mal auf, und dann wirst du schon sehen, wie es dir geht. Bedeutet, ich nehme den Druck von mir und sofort wird auch die Angst kleiner. Meine Gedanken fokussieren sich nicht mehr zwingend auf das Trampolin, das anderenfalls zum höchst gefährlichen Gegenstand mutieren würde.

Das ist auch ganz wichtig: Haltet die Schritte immer möglichst klein und überfordert euch nicht durch zu viele Aufgaben. Meine Tagesaufgabe steht, ist zu bewältigen, und wenn nicht, geht die Welt davon auch nicht unter.

Hanka 2016

Gestatten, mein Name ist Hanka, ich leide unter Zwangsstörungen und bin trotzdem eine tolle Person. Jeder hat sein Päckchen zu tragen und das ist halt meines. Ich weiß genau, was ich nicht mehr will, was ich mir zumuten kann und was nicht. Ich habe ausgemistet in meinem Leben und mich doch tatsächlich irgendwie wiedergefunden. Lustigerweise befinde ich mich aktuell wieder auf dem Entwicklungsstand der Hanka im Alter zwischen ungefähr dreizehn und fünfzehn Jahren. Damit bin ich äußerst zufrieden, denn ich bin außer meiner Macke echt frisch im Kopf. Offen für vieles und neugierig auf einiges. Ich habe wieder Phantasie und lebe gern in meiner Welt. Ich bin ein klein bisschen schrullig, aber auch das bin ich gern. Ich rede mit Pflanzen und Tieren und schreibe die Elemente ihren Geistern zu. Ich respektiere Glauben in jeder Form. Warum auch nicht – so hat jeder seins. Jeder ist, wie er ist, und ich bin halt so. Hauptsache, jedem geht es dabei so gut wie möglich. Und mir geht es GUT.

Aktuell habe ich erst einmal die Waffen gestreckt und eine Pause im Ring eingeläutet. Ich benötige den entstandenen Raum dringend, um Kraft zu tanken, damit ich dann den Kampf wieder aufnehmen kann. Die Angst und ich, wir leben aktuell in relativer Eintracht nebeneinander. Man könnte das mit einem Verhältnis vergleichen, das zum Beispiel Menschen zu ihrer nervigen Tante haben, die sich zu Ostern im Gästezimmer einquartiert hat und bis Weihnachten noch immer das Zimmer okkupiert. Das nervt und stellt eine Belastung dar, trotz allem gehört sie zur Familie. Aber ab und an schläft sie tief oder geht mal aus zum Bridge und dann hat man Ruhe und eine schöne Zeit. Bis man eben wieder ihre Schlüssel klimpern hört.

Einige würden das eventuell mit Aufgeben verwechseln, aber ich entscheide das von Situation zu Situation, je nachdem, wie viel Kraft ich zur Verfügung habe, für mich.

Trotz allem mache ich mir nichts vor – ich sitze zum Beispiel in meinem schönen, urgemütlichen Wintergarten und schreibe, zusammen mit meinen Kätzchen, die mich ständig beobachten. Der Wintergarten muss auch gemütlich sein und maximale Wohnqualität aufweisen, denn aktuell ist er der einzige Raum in meiner Kemenate, den ich relativ angstfrei nutzen kann. Relativ heißt zu neunzig Prozent, denn vor der Bücherecke im Eingangsbereich habe ich zum Beispiel Angst. Warum? Tja, da hat mal ein Necessaire gelegen, das ich zum Dreh mithatte, bei dem einer am Set war, der mir suspekt war. Nun denn, das ist eben dieser unnütze Restmüll, den ich in meinem Kopf in die Ecke gekehrt habe.

Vor meinem Wohnzimmer habe ich zu 75 Prozent Angst - Couchgarnitur, Hocker, Couchtisch und Sideboard sind tabu und stauben aktuell in stiller Beschaulichkeit ein. Gut, das hatte ich bereits beschrieben, hier habe ich einfach zu viele fremde Menschen unbeaufsichtigt in meine Wohnung gelassen. Meine

Schwester zieht ja, wie gesagt, im Frühling um und freut sich über ihre neue Wohnungseinrichtung. Ich werde dann eben immer mit Melkschemel unterm Po meine Schwester besuchen. Es findet sich immer für fast alles eine Lösung.

In Zukunft werde ich in dem Wissen, dass ich eben genau da an meine Grenzen komme, Aktionen mit Menschen, die mir fremd sind, nicht mehr zulassen. Partys kann ich trotzdem geben, dann eben im Hof oder im Schlossgarten. Wir haben auf dem Flur ein Gäste-WC und alle bringen Besteck, Gläser und Teller mit. Habe ich schon mal gemacht – klappt prima.

Ich habe mich erst vor Kurzem von meinem langjährigen Freund getrennt. Ich weiß, das ist natürlich auch auf der einen Seite wieder ein Schritt weiter in die scheinbare Isolation. Wir haben uns geliebt, aber das wohl nicht ausreichend, um gemeinsam das Tal der Zwänge zu überbrücken. Er konnte oder wollte meine psychischen Probleme nie verstehen und ich war es leid, ihn um Hilfe zu bitten oder es ihm erklären zu wollen. Jetzt geht es mir deutlich besser, denn ich muss mich nicht ständig rechtfertigen und meine Zwangshandlungen nicht mehr verstecken. Ich hatte ständig Angst, weil ich wusste, dass sein Gefühl mir gegenüber weniger wurde, wenn er mich bei meinen Zwangshandlungen beobachtete oder wieder eine neue unnütze Handlung entdeckte. Je unsicherer ich dadurch wurde, umso stärker wurden die Zwänge. Jetzt ist es an der Zeit, mich um mich selbst zu kümmern. Alle Kraft darauf zu verwenden, dass mein Leben so gut wie möglich läuft. Wer mir dabei keine Stütze und Hilfe ist, der kann gehen.

Ich habe gelernt, mich *wert*zuschätzen. In der »Draußenwelt« komme ich viel entspannter zurecht und bin viel, viel lockerer geworden. Menschen gegenüber bin ich immer noch vorsichtig, lasse aber mein Bauchgefühl entscheiden, ob ich meine Schutzhaltung aufgebe oder eben nicht. Durch meine neue Arbeit beim und im TV lerne ich viele Menschen kennen und diese Menschen sind wirklich nett und gut. Auch diese Erfahrung tut mir sehr gut. Hände zur Begrüßung zu schütteln berührt allerdings schon wieder eine Grenze. Ich kann locker im Restaurant essen, obwohl ich immer noch besonders gern im Sushi-Restaurant speise, da man dort mit nigelnagelneuen Stäbchen spachteln kann. Ich kann aber auch mit Messer und Gabel essen. Ätsch! Ich lehne mich locker an einen Zaun oder einen Türrahmen. Klinken anfassen, Fahrstuhl- oder Straßenbahnknöpfe drücken und sich auf Treppenstufen setzen – diese Handlungen werden wohl noch auf lange Sicht tabu bleiben. In meinem Fall ist es eben wirklich ungünstig, dass ich diese Zwänge schon so lange habe und mich eigentlich zu spät in Behandlung begeben habe. Eine vollständige Heilung kann ich wohl nicht erwarten und tue es auch nicht mehr.

Wenn mich heute jemand fragt: »Wie geht es dir?«, kann ich ehrlich sagen: »Danke, eigentlich richtig gut.« Ich weiß gar nicht, an welcher Stelle meines Lebens ich das zum letzten Mal ehrlich hätte behaupten können. Ich nehme aktiv am Leben teil und habe viele schöne Momente. Ich habe meinen Zustand akzeptiert und hadere nicht mehr mit dem Schicksal. Es wird schon alles irgendwie eine Bedeutung oder seinen Nutzen haben. Vielleicht bin ich aufgrund meiner Waschzwänge mal die einzige Überlebende einer Zombieepidemie. Oder aber der Sinn liegt darin, heute dieses Buch zu schreiben und euch oder Ihnen zu helfen. Vielleicht immerhin ein kleines bisschen.

Dazu fällt mir doch auch gleich wieder ein Witzchen ein:

Ein Mann geht in eine Kneipe und bestellt ein Bier. Der Barkeeper gibt ihm ein großes Bier, der Mann nippt kurz daran und schüttet es dann dem Barkeeper mit Schwung ins Gesicht. Danach ist es ihm total peinlich: »Es tut mir leid, das ist so ein Impuls, ich kann es nicht kontrollieren, es ist mir total peinlich, Entschuldigung.« Der Barkeeper voller Wut: »Du brauchst 'ne Therapie! Vorher bekommst du hier kein Bier mehr, erst wenn du eine Therapie gemacht hast!« Drei Monate später kommt der Mann wieder und bestellt wieder ein Bier. Der Barkeeper: »Hast du eine Therapie gemacht?« – »Ja, klar, alles super!« Der Barkeeper gibt ihm das Bier, der Mann nippt kurz daran und schüttet es dem Barkeeper wieder ins Gesicht. Der darauf wütend: »Ich denk, du hast eine Therapie gemacht, du machst den Scheiß ja immer noch?!« Der Mann: »Ja, klar, aber jetzt ist es mir nicht mehr peinlich!«

Manchmal hilft es eben auch, seinen Sinn für den Humor nicht zu verlieren.

Zukunftsprognosen werden hier nicht abgegeben

Auch der Profi ist optimistisch

Und jetzt komme ich zu meinem aktuellen psychischen Aggregatzustand aus der Sicht meines Therapeuten nach dem aktuellen Stand der Dinge (Januar 2016) … es besteht also Grund zur berechtigten Hoffnung …

Die im Erstbericht und Folgebericht geschilderten Beschwerden Hankas konnten weiterhin kontinuierlich bearbeitet werden. Ihr sind die Ängste zwar noch bewusst und sie beeinträchtigen auch noch ihren Alltag, aber sie kann sich inzwischen viel besser davon distanzieren, sodass die Intensität nachgelassen hat. Auch konnte sie die damit verbundenen Zwänge minimieren, sie muss zum Beispiel nur noch zweimal den Wasserhahn prüfen statt wie vorher sechs- bis zehnmal. Sie geht gegenüber der Umwelt viel offener mit ihren Symptomen um (die sie »Ticks« nennt) und hat sich individuelle, gut funktionierende Verhaltensmodelle im Alltagsleben aufgebaut. Zudem hat sie auch schon in der (Medien-)Öffentlichkeit über ihre psychischen Probleme gesprochen und schreibt gerade an einem Buch zu diesem Thema, in dem sie die Symptomatik aus Sicht einer Betroffenen schildert. Immer mehr bewusst wird ihr dabei der Hintergrund der Ängste, die mit unverarbeiteter Trauer bezüglich des Todes ihres Vaters zu sehen sind. Wir konnten während der Therapiesitzungen mit einer Aufarbeitung beginnen.

Hanka hat sich zwischenzeitlich auch von ihrem langjährigen Partner getrennt. Sie fühlt sich deutlich freier und vermisst ihn immer seltener. Es gelingt ihr deutlich besser, bei sich zu bleiben, sich um sich selbst zu kümmern und sich anderen gegenüber zu positionieren.

Ebenso erfreulich ist es, dass Hanka weniger nur noch fassadär freundlich ist. Sie kann sich eher auf authentische Gefühlsausdrucke einlassen. Sie schildert die Beschwerden, Ängste und Sorgen direkt und ausschweifend.

Die gedankliche Beschäftigung mit Ängsten und Zwängen, die sogenannte Grübelsymptomatik, hat deutlich nachgelassen, sodass mehr Kopffreiheit besteht. Diese gedankliche Freiheit gibt ihr die Möglichkeit, sich neuen Lebensinhalten gegenüber zu öffnen und somit mehr Ablenkung zuzulassen.

Der unerwartete, innerhalb der Familie verdrängte Krebstod des Vaters kristallisiert sich immer mehr zum ursächlichen Moment der Angst-, Zwangs- und Paniksymptomatik und des entsprechenden Vermeidungsverhaltens. Die nicht (ausreichend) durchgeführte Trauerarbeit innerhalb der Familie verfestigte die Überzeugung Hankas, dass man »einfach so weg, also tot«, sein kann und das Leben der anderen trotzdem normal weiterlaufe. Daraus entwickelte sich eine panikartige Angst vor selbst verschuldetem Tod, die unbehandelt die weiteren Symptome nach sich zog.

Wir konnten zunächst ein subjektives Erklärungs- bzw. Störungsmodell erarbeiten, um Zusammenhänge bezüglich des Entstehens und Aufrechterhaltens der Angst- und Zwangsstörung zu erkennen.

Nach der Erstellung von Angsthierarchien und Durchführung von Konfrontationsübungen legte sich ein Teil des Vermeidungsverhaltens. So konnte sie wieder nahezu angstfrei einkaufen gehen und wieder öffentliche Veranstaltungen sowie Restaurants besuchen. Ähnliche optimistisch stimmende Entwicklungen waren bezüglich der depressiven Symptomatik zu erkennen. Nach Erarbeitung von Wochenplänen und dem anschließenden Ausbau von angenehmen Aktivitäten (Zeit für sich nehmen, Hobbys intensivieren etc.) verbesserte sich die depressive Stimmungslage recht schnell.

Hanka gelingt es immer besser, bei auftretenden depressiven und Paniksymptomen autosuggestive Gedanken entgegenzustellen, die eine Abnahme der Symptomatik bewirken. Auch die katastrophisierenden Kontaminationsbefürchtungen haben sich stark verringert.

Im Verlauf des letzten Jahres konnten wir immer reflektiver die zu vermutende ursprüngliche Ursache der Ängste bearbeiten und damit einen beginnenden Trauerprozess einleiten. Hanka gelingt es immer besser, verschiedene Gefühlszustände in Bezug auf ihren Vater auszuhalten und zu akzeptieren. Es ist ihr inzwischen möglich, erstmalig ein Foto ihres Vaters in ihrer

Wohnung aufzustellen sowie alleine das Grab ihres Vaters zu besuchen, was sie bis dahin vermieden hatte.

Wenn ich diese Passage so durchlese, merke ich erst einmal, um wie viel besser es mir heute geht als vor Jahren. Denn es stimmt alles, was da steht. Ich weiß nicht, was ohne Psychotherapie aus mir geworden wäre. Ich denke da immer an den Film *The Aviator* mit Leonardo DiCaprio, der einen zwanghaften Neurotiker spielt, einen berühmten Flugzeugkonstrukteur, der in diesem Film zum Teil in einer Ecke seines Hauses, von Angst gepeinigt, vor sich hinvegetiert.

Genialer Film – aber trotzdem, so wird es uns nicht ergehen. Wir lassen das nicht zu.

Lasst euch helfen. Allein schafft man es nicht.

Da gibt es ein Leben, das auf euch wartet.

Tipps für Angehörige

Dieses Kapitel richtet sich an all jene, die mit Menschen, die von einer Zwangsstörung betroffen sind, zusammenleben. Sinn und Zweck soll es hierbei sein, das Leben für diese Menschen hoffentlich etwas einfacher zu gestalten, denn auch sie sind erheblichen Belastungen ausgesetzt. Das Zusammenleben mit einem Betroffenen stellt hierbei oft die Geduld des Freundes oder Partners auf die Probe. Zuallererst ist da die eigene psychische Belastung, die darin besteht, den Menschen, den man gut zu kennen glaubt, bei diesen sinnfreien, kraft- und zeitraubenden Ritualen beobachten zu müssen und sich um ihn Sorgen zu machen. Sorgen darüber, dass er einem in eine verrückte Welt entgleitet. Häufig fühlt man sich dabei hilflos, machtlos, ja, manchmal macht es einen schlicht wütend. Oft laufen neben diesen Zwängen andere Psychosen, wie Magersucht oder Depressionen, parallel, welche Sorge und Druck der Angehörigen noch erhöhen.

Deshalb ist es wichtig, dass man selbst psychisch relativ stabil und belastbar ist. Grundlegende Voraussetzungen für das Zusammenleben sind zudem eine gehörige Portion echter Zuneigung oder Liebe sowie viel, viel, viel Geduld und Verständnis.

Man muss sich darauf einstellen, Rückschläge in Kauf zu nehmen, und darf das Geschehene nicht zu persönlich nehmen.

Partner, Freunde oder Familienangehörige werden von Zwangserkrankten oft leider sehr oft in den Teufelskreis der Zwangshandlungen miteinbezogen.

So sollen diese zum Beispiel stellvertretend für den Betroffenen kontrollieren, wegräumen, säubern oder zählen. Das scheint, von außen betrachtet, ein einfacher Weg. Doch das ist eine gefährliche Illusion. Denn je mehr der Betroffene die Verantwortung abgibt, umso mehr steigt seine Unsicherheit, sein Selbstbewusstsein wird geringer und die Hilflosigkeit stärker. Dadurch hat der Zwang neuen Nährboden, um zu wachsen.

Deshalb ist es äußerst wichtig, dem Betroffenen nicht ständig Zwangshandlungen abzunehmen, auch wenn das für den Augenblick Nerven und Zeit kosten kann.

Ich weiß, dass genau das extrem schwierig ist. Vor allem da die Menschen, die man mag und die unter Zwängen leiden, sich diverse raffinierte Taktiken einfallen lassen, um die anderen mit in den Beruhigungsprozess einzubeziehen. Abgegebene Verantwortung und wiederholte Vergewisserungsfragen sind hierbei typisch. Ich habe meine Leute angefleht, sie bis zur Erniedrigung angebettelt, ihnen vor Augen geführt, wie einfach sie diese stressige Situation beenden können, indem sie mir nur noch einmal und dann nie wieder bestätigen, dass das und das nicht passiert ist oder nicht schlimm sei. Ein einfaches: ALLES IST GUT, ES IST NICHTS PASSIERT, DU BIST DA NICHT DRAN GEKOMMEN – und die Panik ist weg. Ich hatte es mir zusätzlich zum Ritual gemacht, mir die Prozentzahl der Absicherung bestätigen zu lassen. Und wehe dem, der mir 99,99 Prozent geantwortet hat. Ich brauchte 100 Prozent – wusste aber auch, dass es die nicht gibt.

Inwieweit konnte ich meinem Gegenüber also trauen?

Tataaaaaa – und schon war der nächste Teufelskreis entstanden. Man legt hauptsächlich sich selbst, aber auch die anderen rein.

Gut ist es, an dieser Stelle ein gemeinsames Bündnis gegen den Zwang einzugehen. Am besten vereinbart man ein Schlüsselwort, das den in Panik geratenen Partner durch die Erinnerung an dieses Bündnis in die Realität zurückholt.

In dieser Situation heißt es für Angehörigen konsequent bleiben – für sich und den Betroffenen.

Zum Selbstschutz für die Angehörigen ist es unerlässlich, gemeinsam mit dem Betroffenen genaue Grenzen zu setzen und zu definieren, bis wohin sie helfen wollen und können und ab welchem Moment sie für sich und den Betroffenen ein definitives »STOP!« setzen. So muss zum Beispiel ein Angehöriger von einem alkoholabhängigen Partner ganz klar festlegen: »Ich räume mit dir die leeren Flaschen in den Container, werde aber nie zum Kiosk laufen, um dir neuen Alkohol zu kaufen. Ich höre dir verständnisvoll zu, wenn du nüchtern bist, und werde gemeinsam mit dir hilfreiche Wege gehen, aber ich werde dich nicht deinen Rausch ausschlafen lassen, wenn du Verpflichtungen hast. Dieses und jenes werde ich versuchen zu akzeptieren, wenn aber mein Leben und meine Seele deutlichen Schaden nehmen, werde ich gehen.«

Tut man das nicht, läuft man nicht nur Gefahr, an die eigene Belastungsgrenze zu stoßen, sondern auch mit in die Leidenskette einbezogen zu werden. Wenn man Pech hat, übernimmt man Tendenzen der unliebsamen Störung. Gerade beim Kontrollzwang passiert das leicht. Man darf sich nicht aufopfern, sondern muss sich abgrenzen, sonst ist letzten Endes niemandem geholfen. Keiner von beiden behält dann die notwendige Distanz zum Zwang und die Beziehung kann daran zerbrechen.

Um den Zwangserkrankten in seinen Handlungen besser zu verstehen, möchte ich an dieser Stelle einige grundsätzliche Informationen bringen.

Da die Zwangsrituale festen Regeln unterliegen, ist es ratsam, den Betroffenen nicht bei der Ausübung zu stören oder zu unterbrechen. Das würde bedeuten, dass er nun sein Ritual von vorn beginnen muss, was den Stressfaktor für ihn erhöht. Lassen Sie ihn in dieser Situation in Ruhe und reden Sie später mit ihm darüber, wie man es beim nächsten Mal besser machen kann.

Im Zuge der Zwangshandlung stehen Zwangserkrankte neben sich und unter hohem Stress und sind für Sie nicht erreichbar. Sie reagieren maximal mit ungewollter Wut und einer Heftigkeit, die die Situation für alle Beteiligten nur verschlimmert.

Viele Betroffene, wie auch ich, können sich selbst in ihren Wohnungen nicht frei bewegen. Bestimmte Bereiche werden von ihnen als »gefährlich« eingestuft, bestimmte Gegenstände dürfen auf keinen Fall berührt werden. Hierbei ist der Betroffene nicht nur um seine, sondern auch um die Sicherheit des Besuchers bemüht. Nehmen Sie seine Sorgen bitte ernst und vermeiden Sie provokantes Benehmen, auch wenn es manchmal lockt. Sie provozieren damit eine unvermeidliche Paniksituation, die beiden unangenehm ist. Reagieren Sie bitte mit Verständnis und sprechen Sie beim Eintreten in die Wohnung seine Regeln mit ihm ab, egal, wie unsinnig Ihnen diese erscheinen. Das nimmt ihm die Angst vor der Angst, und oft können sie sich danach freier bewegen, als sie vorher glaubten.

Viele Partner in einer Beziehung stellen den Nutzen des Therapeuten gerne infrage.

Lebenspartner sind tatsächlich oft unbewusst eifersüchtig auf die Intimität zwischen dem Betroffenen und dem Therapeuten. Sie verstehen nicht, warum ein fremder Mensch der Psyche ihres Partners besser helfen kann als sie selbst. Doch genau diese private Nähe verhindert einen Heilungserfolg, da Distanz absolut notwendig ist, um unbewusste Strategien des Betroffenen professionell zu enttarnen und die individuelle Leidensgeschichte des Patienten neutral auf der Grundlage wissenschaftlicher Erkenntnisse zu analysieren. Ich weiß noch genau, wie überrascht und auch wie getröstet ich war, als ich meine Störungsgeschichte fast in allen Punkten wissenschaftlich erforscht und analysiert in den Büchern meines Therapeuten fand. Er ging mit mir Punkt für Punkt durch und erreichte dadurch, dass ich mich zum ersten Mal neben meine Störung und dadurch neben meine Angst stellen konnte. Zum ersten Mal seit Jahren sah ich sie nicht mehr als Teil meiner selbst. Das war ungemein beruhigend. Die Erkenntnis gab mir das Gefühl, ich müsste nur die und die Punkte durchlaufen und dann würde es mir besser gehen. Und so war es auch. Es nahm mir die Verantwortung, ja die Schuld an meinem Zustand. Es überraschte mich selbst so sehr – welche Chance hat dann ein Außenstehender?

Schön ist es, auf Verständnis und Fürsorge zu treffen. Angehörige sollten bitte, bitte nicht mit Achtungs- oder Liebesentzug reagieren. Denn sehr oft sind diese Zwangsstörungen auch mit der verminderten Fähigkeit, sich selbst richtig wahrzunehmen, und auch mit der Sehnsucht nach sozialer Akzeptanz verbunden. Somit würde dadurch alles nur noch um vieles schlimmer werden.

Und noch ein wichtiger Punkt: Bitte appellieren Sie nicht an den gesunden Menschenverstand, und versuchen Sie nicht, das Durchhaltevermögen zu motivieren. Das erhöht nur den Druck und die Verzweiflung der Betroffenen. Manche Partner legen sich in der normalen Welt durchaus funktionierende diplomatische Strategien zurecht, wie: Wenn du es bis dann und dann schaffst, machen wir eine tolle Reise (Belohnungsprinzip). Oder aber ganz schlimm ist das Gegenteil: Wenn es bis dann und dann nicht besser ist, dann ... (Druck, Erpressung). Gerne wird auch bewusst provokantes Verhalten ausprobiert, in der Hoffnung auf Aufgabe der Macke.

Doch alles, was im normalen Leben funktioniert, funktioniert eben nicht bei einem Gestörten. Um wieder das Beispiel des Beinbruchs zu bemühen: Wie viel Sinn würde es machen, vor dem Eingegipsten herumzuhüpfen, um ihn zum Mitmachen zu bewegen, oder zu sagen: Wenn du bis morgen laufen kannst, fahren wir in die Karibik? Versuchen Sie sich nicht an einer selbst kreierten Therapie, denn Sie werden mit hoher Wahrscheinlichkeit scheitern.

Es ist für alle Beteiligten ganz wichtig, die beiden Schuhe – gut funktionierende, stabile, kraftgebende Partnerschaft und professionelle, distanzierte Psychotherapie – deutlich voneinander zu trennen. Nur so geht es Ihnen und Ihrem Partner so gut wie möglich.

Lesen Sie im Selbststudium über die Thematik. Je fitter Sie im Thema sind, umso besser können Sie helfen.

Man sollte dem Betroffenen in jedem Fall dringend zur zeitnahen Psychotherapie und auch zu medikamentöser Unterstützung raten.

Ich weiß, gerade das Thema Psychopharmaka ist manchmal heikel. Auch ich ziehe einen Spaziergang einer Kopfschmerztablette vor. Doch es gibt heute gut wirksame Mittel mit geringen Nebenwirkungen, die schnell helfen. Der Betroffene kann Kraft sammeln, um den Kampf gegen den Zwang aufzunehmen.

Versuchen Sie den Betroffenen davon abzuhalten, ständig über sein Leiden zu sprechen. Je weniger die Zwangsstörungen zwischen den Angehörigen und dem Betroffenen thematisiert werden, umso weniger Bedeutung bekommen diese. Damit meine ich natürlich nicht, dass Sie generell bei diesem Thema abblocken sollen. Lassen Sie es nur nicht zum Hauptgesprächsthema werden.

Schaffen Sie möglichst viel Ablenkung, zeigen Sie Zuneigung und Verständnis. Das sind die besonders wichtigen Dinge, mit denen Sie wirklich immens helfen können. Loben Sie den Betroffenen viel, auch schon für ganz kleine Erfolge. Sagen Sie ihm so oft wie möglich, wie wichtig er für Sie ist. Versuchen Sie, ihm klarzumachen, dass Sie ihn genauso mögen und ernst nehmen wie früher, nur eben seine Zwänge nicht. Daran kann eine Beziehung unter Umständen sogar wachsen.

Wenn man an die eigenen Grenzen stößt, gibt es auch Selbsthilfegruppen für Angehörige von Zwangsgestörten. Auch gemeinsame Therapien mit dem Betroffenen machen durchaus Sinn.

Tragen Sie Ihre Last nicht allein.

Denn wir Betroffenen brauchen Sie. Sie können nämlich durch Menschlichkeit, Verständnis und Wärme so gut helfen, wie es sonst keiner kann.

Großen Dank dafür!

Epilog

Es war einmal ein Mädchen, das versuchte, gut und glücklich zu leben. Es machte eigentlich mehr richtig als falsch und ruderte mit den Armen, um mehr zu lachen als zu weinen. Doch eines Tages erwachte es und etwas hatte sich verändert. Dieses Etwas hatte das Mädchen in eine Welt entführt, die es nicht mehr verstand und in der es allein und verängstigt nach Halt suchte. Da beschloss es, einfach noch mehr mit den Armen zu rudern und nicht aufzugeben, damit es oben blieb und noch immer mehr lachte als weinte.

Das war und ist für uns Betroffene sehr anstrengend und schwierig. Aber ich werde trotzdem nie aufgeben, stets weiter nach einem Weg hinaus zu suchen. Einige Stufen bin ich schon hinaufgeklettert, einige Schritte schon gegangen. Dadurch geht es mir heute um vieles besser.

Vielleicht ist ja auch wirklich oft der Weg das Ziel. Unsere Macke lässt uns unser Leben intensiv analysieren und unser Handeln auf die Waagschale legen. Sie filtert Menschen in unserem Umfeld automatisch aus. Und manchmal habe ich auch das alberne Gefühl, dass es uns jung hält, da man die Momente, in denen man sich wohlfühlt und nahezu glücklich ist, ganz anders zu schätzen weiß und diese, wie Kinder, viel intensiver wahrnimmt. Ich habe gelernt, mich in der eigenartigen Welt, in der ich und alle Betroffenen leben, so wohl wie möglich zu fühlen und Wege zu finden. Vielleicht sollte man auch ein Stück weit dem Leben vertrauen, da es eh seinen eigenen Plan mit uns hat, egal, wie oft wir grübeln und planen.

Bitte versucht, nicht so viel über euer Schicksal nachzudenken und zu grübeln. Ihr werdet auf keine Antwort, auf keine zufriedenstellende Lösung kommen, die euch heute wirklich hilft. Je mehr ihr über euer Leiden grübelt, umso tiefer zieht ihr euch in Depressionen hinein und umso stärker werden die Zwänge. Diese scheinbar dicht vernetzten Teufelskreise müssen von uns durchbrochen werden. Lenkt euch ab, denkt an gute Dinge in eurem Leben und geht viel an die frische Luft. Versucht es zumindest, denn ich selbst, ich Großklappe, hocke auch zu gern in meiner Kemenate. Aber draußen werden viele Dinge automatisch leichter, da man natürliche Ablenkung findet. Ganz wichtig ist auch, nicht zu lange allein zu kämpfen.

Holt euch Hilfe. Kein vernünftiger, guter Mensch wird euch auslachen und die Ärzteschaft hat Zwangsstörungen und Depressionen als ernst zu nehmendes Leiden auf der Tagesordnung. Sie haben Listen mit geeigneten Therapeuten und begleiten euch gern auf eurem Weg in ein besseres Leben. Wagt den Schritt hinaus in Richtung Hilfe.

Meine Lebensqualität hat sich durch die Jahre der Therapie extrem verbessert. Durch sie habe ich erkannt, wo die Ursachen meiner Probleme liegen, habe verstanden, was mit mir passiert ist und warum. Diese wissenschaftliche Analyse hat dazu geführt, dass ich mich neben meine Zwangsstörung stellen konnte und sie nicht mehr als einen Teil meiner Persönlichkeit betrachte. Ich habe erkannt, dass sie ein Problem ist, das bewältigt werden kann, wenn man bestimmte Therapieschritte geht und viel Geduld mit sich hat. Der Weg dahin kann recht lang sein, ist von Rückschritten geprägt und fordert Kraft von uns. Doch am Ende des Weges steht ein besseres Leben und erste kleine Lichtblicke stellen sich im Regelfall zeitnah ein.

Wir haben ein Recht auf ein besseres Leben, denn das, was wir jetzt führen, haben wir nicht verdient. Wir sind weder schwach noch sind wir Loser. Im Gegenteil, wir sind für uns selbst kleine Helden, die trotz der mitunter tonnenschweren unsichtbaren Last irgendwie ihren Alltag meistern. Das hat uns stark gemacht. Lasst uns versuchen, diese Stärke bewusst zu fühlen und in den Momenten, in denen wir gepeinigt sind, an uns gemeinsam zu denken und zu wissen, dass genau in dem Moment viele andere Betroffene genauso kämpfen. Wir sind nicht allein, sondern zahlreiche Kämpfer im Untergrund. Vielleicht sind wir ja auch so etwas wie eine Eliteeinheit, die für den Kampf gegen das Böse stark gemacht wird. Lasst uns bei uns bleiben und gemeinsam stark sein. Ich denke an euch.

Nicht aufgeben, Kinder, wir kriegen das irgendwie schon hin …

Eure Hanka